U0197081

# 微创眼周年轻化

Nonsurgical Peri-orbital Rejuvenation

# 微创眼周年轻化

## Nonsurgical Peri-orbital Rejuvenation

原　著　Shoib A. Myint

主　译　王永书　陈　昕

副主译　朱　轶　吴东辉

主　审　李　勤　吴溯帆

译　者　（按姓名汉语拼音排序）

卜双燕　陈　昕　郭晓瑞　侯江平

江　贺　骆巧阳　陶　波　王春娟

王丽涵　王永书　吴东辉　叶伟文

袁妍妍　赵　亮　赵　岩　周亚刚

朱　轶

北京大学医学出版社

图书在版编目（CIP）数据

微创眼周年轻化 / (美) 肖布·A.敏特
(Shoib A. Myint) 原著；王永书，陈昕主译. – 北京：
北京大学医学出版社，2020. 5
　书名原文：Nonsurgical Peri-obital Rejuvenation
　ISBN 978-7-5659-2178-0

　Ⅰ.①微…　Ⅱ.①肖…②王…③陈…　Ⅲ.①眼外科
手术－显微外科学　Ⅳ.①R779.62

中国版本图书馆CIP数据核字(2020)第050587号

**北京市版权局著作权合同登记号：图字：01-2019-1770**

 First published in English under the title Nonsurgical Peri-orbital Rejuvenation edited by Shoib
A. Myint

Copyright © Springer Science+Business Media New York, 2014

This edition has been translated and published under licence from Springer Science+Business
Media, LLC, part of Springer Nature.

Simplified Chinese translation Copyright © 2020 by Peking University Medical Press.

All Rights Reserved.

**微创眼周年轻化**

主　　译：王永书　陈　昕
出版发行：北京大学医学出版社
地　　址：（100191）北京市海淀区学院路38号　北京大学医学部院内
电　　话：发行部 010-82802230；图书邮购 010-82802495
网　　址：http：//www.pumpress.com.cn
E－mail：booksale@bjmu.edu.cn
印　　刷：北京强华印刷厂
经　　销：新华书店
责任编辑：李　娜　　责任校对：靳新强　　责任印制：李　啸
开　　本：787 mm×1092 mm　1/16　　印张：9　　字数：160千字
版　　次：2020年5月第1版　2020年5月第1次印刷
书　　号：ISBN 978-7-5659-2178-0
定　　价：108.00元
**版权所有，违者必究**
（凡属质量问题请与本社发行部联系退换）

深切怀念 R.Than Myint M.D.

谨以此书献给 Dahlia 和 Sophie

# 原著者名单

**John P. Arkins, B.S.** DeNova Research, Chicago, IL, USA

**Mark Berman, M.D., F.A.C.S.** Facial Plastic Surgery, University of Southern California, Los Angeles, CA, USA

**Tara E. Brennan, M.D.** Department of Otolaryngology – Head and Neck Surgery, University of Illinois at Chicago, Chicago, IL, USA

**Cat Nguyen Burkat, M.D., F.A.C.S.** University of Wisconsin School of Medicine and Public Health, Madison, WI, USA

**Steven H. Dayan, M.D., F.A.C.S.** Chicago Center for Facial Plastic Surgery, Chicago, IL, USA
DeNova Research, Chicago, IL, USA
Department of Otolaryngology-Head and Neck Surgery, University of Illinois at Chicago, Chicago, IL, USA
School of New Learning, DePaul University, Chicago, IL, USA

**Julie A. Edween, D.O., F.A.O.C.O., F.A.C.S.** Facial Plastic & Cosmetic Surgery, Beverly Hills, CA, USA

**Shubhra Goel, M.D., D.N.B.** Department of Ophthalmic Facial Plastic Surgery and Aesthetics, University of Wisconsin, Madison, WI, USA

**Megan C. Jack, M.D.** Sanctuary Medical Aesthetic Center, Boca Raton, FL, USA

**Bradley N. Lemke, M.D., F.A.C.S.** Lemke Facial Plastic and Cosmetic Surgery, Madison, WI, USA

**Corey S. Maas, M. D., F.A.C.S.** The Maas Clinic, University of California, San Francisco, San Francisco, CA, USA

**Jason N. Pozner, M.D.** Sanctuary Medical Aesthetic Center, Boca Raton, FL, USA

**Daniel I. Schlessinger** Northwestern University School of Medicine, Chicago, IL, USA

**Joel Schlessinger, M.D.** Director, Advanced Skin Research Center, Omaha, NE, USA

**Heidi A. Waldorf, M.D.** Director, Laser & Cosmetic Dermatology, Mount Sinai Medical Center, and Associate Clinical Professor Icahn School of Medicine, New York, NY, USA

Waldorf Dermatology & Laser Associates, PC, Nanuet, NY, USA

# 译者前言一

关于面部的衰老问题，东西方求美者的关注点有所不同。西方女性由于颧弓较窄，更容易出现中面部松垂，抗衰老治疗大多是从法令纹注射填充开始，求美者更加关注口周的年轻化；而东方女性的抗衰老治疗大多是从鱼尾纹的肉毒杆菌毒素注射开始，求美者更加关注眼周的年轻化。

眼周的衰老表现包括眼角松垂、眉弓和眼窝凹陷、鱼尾纹、皱眉纹、睑下纹、泪沟、黑眼圈等一系列眼周衰老问题。单一的抗衰老方式不能解决眼周的所有衰老问题，常用的方法包括激光、射频、聚焦超声、中胚层疗法、化学剥脱术、肉毒杆菌毒素和填充剂注射等。眼周的年轻化问题融合了皮肤美容、注射美容、手术等多种治疗方式。而求美者越来越希望接受微创的眼周年轻化治疗。

作为一个传统整形外科出身的医疗美容医生，我总是感觉自己关于眼周微创治疗的知识和经验是微薄的。手术治疗因为恢复时间较长等问题并不能被大多数求美者所接受。我有幸读到了Shoib A. Myint医生编写的这本关于微创眼周年轻化的英文著作，使我对于眼周衰老的治疗有了更加丰富的知识和开阔的思路，于是我迫不及待地想把它翻译成中文，与大家共享。

在翻译的同时，我也深深感受到了微创技术未来巨大的潜力，不仅仅针对眼周的治疗，也包括面部和身体其他部位的治疗。肉毒杆菌毒素和填充剂的使用，以及激光、射频、化学剥脱术等其他形式的微创治疗，正在快速发展，它们已经成为美容性治疗的最前沿治疗方式。

在本书的翻译过程中，陈昕博士做了大量协助工作。我们十分荣幸地邀请到了国内整形美容大师李勤和吴溯帆教授作为本书的主审，还有其他几位参与翻译的医生也都是国内有丰富医学美容临床经验的专家。另外，本书在版权申购和翻译出版过程中，百特美文化发展有限公司给予了大力支持。在此，对于大家的辛勤付出致以真诚的谢意。

尽管本书几经审校，但翻译过程中的疏漏和错误在所难免，还望各位同道不吝赐教。期待本书的出版能够给广大读者带来许多收获。

王永书

# 译者前言二

在我还是医学生时，曾被这样一句话触动："The history of medicine is that what was inconceivable yesterday and barely achievable today often becomes routine tomorrow（医学的发展史就是昨天还无法想象、今天几乎无法实现的事情，到明天往往变成了常规）。"

这句话描述的是医学的发展史，而医疗美容领域的发展速度又远远超过任何传统医学领域，在层出不穷的新技术的推动下日新月异。在肉毒杆菌毒素被用作生化武器的战争年代，有谁能想象几十年后，肉毒杆菌毒素的除皱效果会风靡全球？在激光技术开始在军工领域大展拳脚时，又有谁能想到几十年后，美容激光会被用来消除美女脸上的色斑？

我很幸运，当我还是一名医学生的时候，就决定了将医学美容作为我愿意为之奋斗的专业方向。我有幸在中国大多数医生还对医疗美容手段知之甚少时就远赴美国临床研修，在美国医疗美容专家的指导下系统学习了面部解剖并亲自操作肉毒杆菌毒素、透明质酸注射及激光治疗。更幸运的是，我在北京大学第一临床医院皮肤科攻读博士学位期间，参与负责了多项关于注射产品（Botox®、JUVÉDERM®、VOLUMA® 等）的大规模多中心临床试验，并积累了丰富的激光治疗及美容临床经验。我始终认为，作为生活在这个时代的精致女性及男性是非常幸运的，因为只要坚持合理设计的微创治疗及疗程，便可以避免或减少手术开刀之痛。我坚信，外科手术的微创化以及微创治疗技术将是医疗美容发展的未来。

我们常说"眼睛是心灵的窗户"，而古人有云"画龙点睛"，眼睛作为人体的五官之首，与一个人的颜值、气质甚至是在他人看来的个性、吸引力、亲和力等密切相关。同时，眼周有着非常复杂而精细的解剖结构，它的特点决定了眼周容易比其他部位更早出现衰老症状，并且在治疗上具有很大的难度和挑战性。

举例而言，眼周皮肤由于厚度薄、缺乏皮脂腺、下方的韧带及软组织结构复杂，以及随着眼轮匝肌眨眼运动频繁受到挤压等原因，很容易出现皮肤真皮层变薄、泪沟及眼袋的加重、皱纹以及细纹的出现等症状。泪沟和黑眼圈的治疗在近几年中成为中国医疗美容领域微创治疗的热点之一，综合的治疗方法包括注射治疗、能量设备以及中胚层疗法等。注射治疗使用的产品也经历了更新换代，从大概 4 年前单一的交联透明质酸，到近年一些新型产品如非 / 微交联透明质酸及胶原蛋白的加入，医生对于患者的治疗有了更多的选择。然而，基础的解剖结构掌握、治疗技术精进以及大量的临床经验的积累，才是一位医疗美容医生取得最优治疗效果的关键。

　　一位技术全面的好医生的成长是漫长的，善用学习工具尤为重要。本书详细讲解了眼周结构的解剖基础、眼周化学剥脱术、眼周激光和射频超声等能量设备的应用，以及注射填充和脂肪移植的治疗技术和经验分享，内容由浅入深，涵盖范围全面，是一本我乐于推荐的关于眼周治疗的工具书。祝各位同行、朋友们享受阅读和学习的过程！

陈　昕

# 原著序言

　　受到同行邀请来为他的著作撰写序言，对于我们来说是一种荣幸；而受到曾经的学生的邀请，是一种特别的骄傲。

　　我们已经与 Shoib Myint 医生相识 20 多年了。他曾经是我们的学生、住院医师、研究员和合作伙伴。我们在一起共事了 10 多年。他的离开对于我们专业和我个人都是很大的损失。

　　这本新书——《微创眼周年轻化》是众多作者多年协作努力的结晶，以实现他们持续教学和写作的心愿。希望本书能传授专家们的知识和经验，以帮助从业者获得出色的治疗效果。

　　组织填充剂和注射产品的使用，以及激光、射频、化学剥脱术等其他形式的微创治疗，代表了一组迅速发展的治疗技术，它们正在成为最前沿的美容性治疗手段。解剖章节和附带视频 * 是对书籍文字的有益补充，可以帮助读者掌握书中涉及的治疗技术。

　　我们相信这本书会成为所有美容外科领域从业者的必备参考书。

Frank Nesi

Geoffrey Gladstone

Southfield，MI，USA

---

* 中文版不附视频。

# 原著前言

在整形外科领域，面部年轻化正向微创治疗转变，本书的出版正是这一巨大模式转变的结果。在过去的5年中，随着患者对更短误工期和更快恢复期的需求日益增加，我目睹了这一转变也在不断加速。我深切地体会到，我们只是刚刚开始触及微创技术未来潜力的表面，不仅仅是面部美容治疗，还包括身体其他部位的美容治疗。

编写本书的目的是为读者提供一个简单的微创年轻化治疗的学习平台，并附带视频*。本书适合初级和中级水平的医生阅读，以帮助他们掌握实施这些治疗的必要技术。

本书的出版离不开特约作者们的贡献，他们是各自专业领域的领导者和创新者。我非常感激他们乐于分享各自在面部美容外科领域中的专业知识。

最后，我要感谢我的导师 Frank Nesi 医生和 Geoff Gladstone 医生。他们与我分享了友谊、耐心、知识和创造力。最重要的是，感谢他们给予我整形外科的艺术技艺。

Shoib A. Myint, D.O.
Las Vegas, NV, USA

---

*中文版不附视频。

# 目 录

# 面部和眼睑的实用解剖：美容应用

## 引言

面部美容年轻化的发展已转向更微创的治疗，自然需要对面部解剖有更精细化的理解。有了对解剖结构的详细了解，任何手术或非手术的治疗结果都可以得到优化。对于面部解剖结构及其形态学变异的艺术和逻辑层面的了解，在任何治疗的选择和实施过程中都非常重要。本章重点介绍了与眼周美容手术相关的上中面部的实用解剖。

## 面部形态和比例

面部形态和比例在不同年龄、性别及种族之间是有差异的。了解这些比例的基础知识以及它们对手术或非手术美容治疗的影响非常重要。

正常人的面部从前发际线垂直延伸至颏部，横向伸展至耳郭。面部的下边界也称为下颌，在中线以颏为界，向外侧至下颌骨横向边界[1]。

前额在发际线和眉毛之间的形状及凸度取决于额骨构架与覆盖的皮下组织及肌肉复合体。两侧眉之间为眉间区。眉毛呈拱形位于眶上缘。眼周区域包括内眦和外眦以及上下睑部分。颊部位于突出的颧骨下方，它对面部年轻化外观起着重要作用。颊部向前凸起与下睑融合，形成平滑的睑 - 颊交界处。颊部的前方边界是鼻外侧、鼻唇沟和唇缘皱褶，后方边界是咬肌前缘，上方边界是眶下缘，下方边界是下颌骨。颧突的理想位置大约在外眦角外侧 10 mm、下方 15 mm 处。在颧突的下方是颧下三角区，这是一个倒置的、凹陷的三角形区域，位于中面部，其上方边界是颧突，内侧边界是鼻唇沟，外侧边界是咬肌[1]。

　　理想的面部被描述为 5 个眼宽的宽度和 8 个眼宽的高度。面部重要结构的正常位置和大小需要重点理解[2]（图 1.1）。面部美学也被黄金比例（1.618）所定义，在公元前 300 年就有记载，其代表符号是 pi[3]。人们相信黄金比例存在于自然界所有有生命的和无生命的物体中，其定义为当一条线段被分割为两个不相等的线段时，较长线段与整个线段的比值等于较短线段与较长线段的比值（图 1.2）。人们普遍认为美丽的面部与黄金比例密切相关[4-5]。例如，嘴宽度与鼻宽度的比值是 pi。这一概念衍生出了"面部黄金比例"，它代表了理想的面部结构[6-7]。

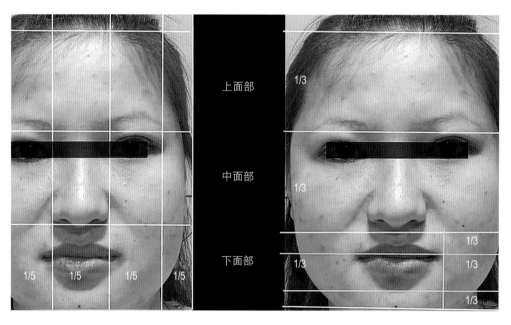

图 1.1　理想的面部尺寸在水平方向可分为 3 等份，在垂直方向可分为 5 等份

## 面部皮肤

　　面部的皮肤和皮下组织可以大致地分为腔孔周皮肤和颈面部皮肤。面部皮肤中，围绕眼、鼻和口腔的腔孔周皮肤最薄，皮下脂肪很少或可以忽略不计。这些部位的肌纤维紧密附着于皮肤真皮层，因而在临床上表现为表情纹。

　　相比之下，额部、颊部和颈部覆盖着较厚的皮肤，皮下有丰富的纤维脂肪组织。

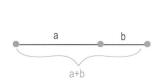

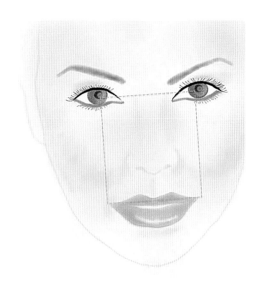

黄金比例。一条直线（a+b）被分割为
（a+b）/a=a/b=1.618033988

图 1.2　黄金比例和黄金原则对美学的定义是：在理想情况下，微笑时两侧口角间距离应该等于两瞳孔间距离并形成一个四方形

浅表肌腱膜系统（superficial musculoaponeurotic system，SMAS）就是这个较厚的颈面部皮肤的一个例子。由于存在较厚的皮肤和皮下组织层，这些颈面部皮肤区域不容易产生细纹和皱纹。这些区域的皮下组织和脂肪也决定了面部构架和表面形态，它们缓和了骨性凸起并对面部轮廓起到自然的填充作用[8]。

皮肤结构通常包括表皮层、真皮层和带有脂肪的疏松结缔组织层。最外面的表皮层包括 4 个明确的层次，即角质化的、不可渗透的角质层，颗粒层，血管棘层和基底细胞层（角质形成细胞、黑素细胞、成纤维细胞）[7]。虽然基于特定的解剖部位，表皮层的厚度有很大的变异性，但它的平均厚度为 100 μm。表皮层从高度血管化的真皮乳头层获得营养。角质形成细胞是表皮层的主要细胞，决定了表皮的先天肤色。角蛋白是其中主要的蛋白质，可与化学剥脱介质如三氯醋酸（trichloroacetic acid，TCA）和苯酚反应，发生沉淀并形成白霜。二氧化碳激光换肤术将水作为色基，汽化表皮层和一部分真皮层。如果表皮层和真皮层含有充足的水分，那么激光换肤术的效果就会更加均匀。角质形成细胞对紫外线暴露很敏感，会使角质形成细胞 DNA 发生结构性损伤，导致形成变异的癌前细胞[9]。

下方的真皮层主要由胶原蛋白和一些弹性纤维（5%）构成。真皮层厚度为 500～1000 μm，它为表皮层提供结构性支撑，决定了皮肤的厚度和弹性。任何形式的使表皮层下真皮层再生的治疗方法，例如皮肤磨削术、激光换肤术或化学剥脱术，都取决于真皮层皮肤附属器的完整性和功能。真皮层再细分为浅层的疏松血管结缔组织层（称为真皮乳头层）及深层的富含胶原蛋白和弹性纤维的网状层。对皱纹和瘢痕进行皮肤年轻化治疗时要达到最优的效果，需要根据要治疗的结构定位在适当的皮肤层次。血管性病变如鲜红斑痣和毛细血管扩张主要位于真皮层，可以经真皮层治疗好转。真皮层致密并高度血管化，而且富含神经末梢。因此，针头刺入真皮层时可能遇到阻力，伴有疼痛，并可能导致浅表淤青。

真皮层下方的皮下层主要由脂肪组织小叶构成。它的厚度和筋膜连接的存在对面部年轻化至关重要，在接下来的对衰老面部的容量分析也很重要。

皮下层还具有缓冲皮肤创伤的功能，与含有少量或无皮下组织的区域相比，含有大量皮下组织的区域通常愈合更快，瘢痕形成更少。因此，对面部无皮下组织的区域如唇、下颌缘和颈部，做真皮深层穿刺时应非常小心。鼻唇沟处的真皮层厚度为 1.32~1.55 mm。用来注射填充剂的针头直径在 0.3~0.4 mm，针尖斜面长度为 0.75~0.95 mm[10-11]。虽然推荐采用不同进针角度将针头刺入真皮浅层、中层和深层，但应该观察这些毫米级精度的差异。额部的表皮层和真皮层较面部下方厚，因此，在额部填充大剂量的填充剂通常不能得到满意的效果。颞部区域皮肤较薄，可看见表浅的颞部血管，仔细进行填充剂注射并加以精细的按摩塑形可以防止丁达尔现象（图 1.3）[12-13]。

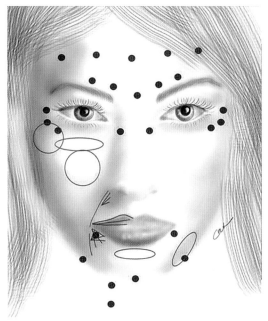
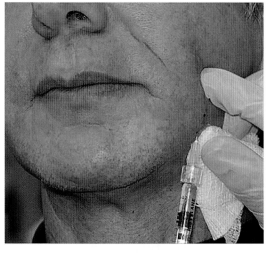

图 1.3　根据基本的解剖结构，面部肉毒杆菌毒素（红色）和真皮填充剂（蓝色）的常见注射部位

# 面部肌肉和软组织

　　面部由额部、眉毛、眼睑、颊部和下面部亚单元组成，它们之间互相密切关联。面部被 SMAS 包裹，其最先由 Mitz 和 Peyronie 描述[14]。SMAS 是一个纤维筋膜组织，由上方的颞肌和额肌向下延伸至颈阔肌，将面部肌肉相互连接。在外科手术中，SMAS 可以被识别为一个有光泽的纤维层次，位于真皮层和深筋膜肌肉之间。SMAS 向上紧密附着于颧弓和颞肌筋膜，向下与颊部真皮层、跨越下颌骨的颈阔肌和颈部的胸锁乳突肌筋膜交叉相连。面神经运动支位于 SMAS 深层。由于 SMAS 的骨骼和软组织连接，它在面部肌肉收缩传导到皮肤的过程中起到重要作用。

　　面部的软组织层次可被视为与头皮层次相似，即皮肤、皮下结缔组织、SMAS、疏松蜂窝组织和间隙，以及骨膜。肌肉腱膜层次即 SMAS，通过细小的皮下组织网状纤维与皮肤真皮层连接，并覆盖面部内在肌肉。蜂窝组织含有面部韧带，它们是连接软组织和骨骼的支撑结构。颊部的主要韧带有眼轮匝肌支持韧带（眶颧韧带）、颧韧带和咬肌韧带。在韧带之间存在自由间隙，在此处，软组织和下方的骨骼不相连，从而产生滑动平面，并随着面部衰老越发显著。中面部存在致密韧带连接，将大面积的软组织与下方骨骼表面黏合在一起。

　　理解面部肌肉的分层排列也很重要，其对面部组织提供牢固支撑、影响面部轮廓和表情是至关重要的。最浅层的肌肉包括额肌、眼轮匝肌、颧小肌和降口角肌，第二层肌肉包括降眉肌、颧大肌、提上唇肌、提上唇鼻翼肌、降下唇肌和颈阔肌，第三层肌肉包括提上唇肌和口轮匝肌，最深层的肌肉包括皱眉肌、颏肌、提口角肌和颊肌。

　　近年来，对于不同的面部脂肪垫和眶周脂肪垫所具有的美学含义，越来越引起人们的兴趣。研究显示，面部脂肪结构对重建面部年轻化外观至关重要，需要在某些特定区域小心地还原。这些脂肪结构的表面形态成为脂肪移植物或软组织填充剂塑造面部轮廓的基础。

　　上睑的两个脂肪垫和下睑的三个脂肪垫位于眶隔后方，理想状态下，它们不应该被压到眶缘边界后方，以避免形成眼窝凹陷（图 1.4）。眉毛后方的脂肪垫称为眼轮匝肌后脂肪（retroorbicularis oculi fat，ROOF），其为眉毛提供结构支撑。在矫正女性眉下垂时，应该将 ROOF 固定在眶上缘上方 1~2 cm 处的骨膜上。

　　中面部或颧脂肪垫通常位于颊部上方颧突内侧。在设计提升颧部和颊内侧区域的注射治疗方案时，应该考虑到这些结构的位置和面型（图 1.5）。眼轮匝肌下脂肪

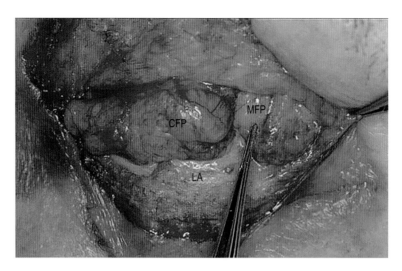

图 1.4　上睑脂肪垫的术中照片显示中央脂肪垫和内侧脂肪垫。上睑不存在外侧脂肪垫，而外侧的饱满表明有泪腺脱垂（CFP：central fat pad，中央脂肪垫；MFP：medial fat pad，外侧脂肪垫；LA：levator aponeurosis，提上睑肌腱膜）

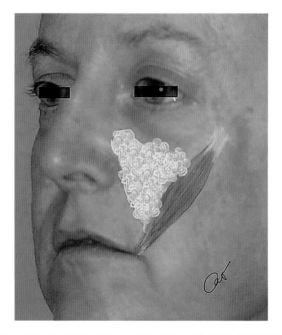

图 1.5　颊内侧深层脂肪在颧大肌内侧。这是一个注射真皮填充剂时重要的解剖学间隙，应该被恰当填充以得到中面部和泪沟的向前投影

（suborbicularis oculi fat，SOOF）[15] 位于下睑眼轮匝肌的深面，并由菲薄的眶隔和颧隔与眶隔脂肪分隔开。颧脂肪垫位于眶缘水平以下，随着 SOOF 的下垂会进一步下移。颧骨区域的 SMAS 下脂肪与眉毛区域的肌肉下脂肪相延续。颊部脂肪位于面部

深层，由颊部、颞部和翼状延伸三部分构成[16]。

## 额部和眉间

上面部可被视为一个美容单元，包含额部、眉间和眉毛。额部由上方的前发际线向外侧延伸至颧骨，向下延伸至眉毛[17]。额骨在尾侧中线两侧与鼻骨交汇处称为鼻缘。额部也可以分为额部正中线、旁正中额部、侧方额部、颞部和眉毛区域（图1.6）。从额正中线到眉正中区域有一个平缓光滑的球形凸起轮廓，它向外侧变得平缓，到颞部区域则较为凹陷。额部是一个多层结构，由前向后分为皮肤、皮下结缔组织、肌肉、帽状腱膜、疏松结缔组织和滑动平面、骨膜（图1.7）。

面部皮肤在额部最厚，在中央区域相对缺乏弹性和活动度，在外侧则活动度增加。帽状腱膜是一个广泛的肌肉腱膜层次，在后方与枕骨隆突紧密连接，在外侧与颞浅筋膜融合，颞浅筋膜与面颊和颈部的SMAS相延续。额肌和帽状腱膜后方的疏松结缔组织使得头皮能在骨膜上方活动。帽状腱膜分为浅层和深层，包裹成对的额肌。帽状腱膜浅层覆盖额肌浅面，帽状腱膜深层在后方穿行并与眶上缘合并，形成弓状缘和眼睑眼轮匝肌后筋膜平面[18]。

额部的肌肉主要由额肌构成。眉间肌肉复合体包含皱眉肌（corrugatorsupercilii，CSM）、降眉肌（depressor supercilii，DSM）和降眉间肌（procerus muscles）（图1.8）。参与皱眉纹形成的浅层肌肉群包含额肌、降眉间肌和眼轮匝肌，中层肌肉群包含降

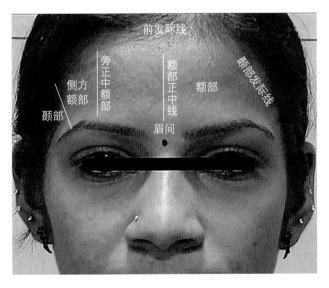

图1.6　额部的解剖学分区

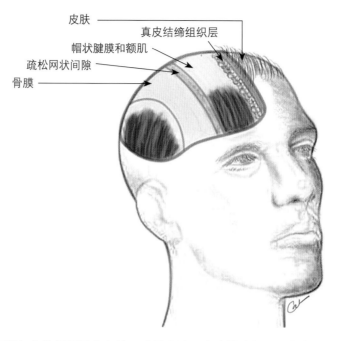

图 1.7　头皮和面部包含的组织层次由前至后是皮肤、真皮结缔组织、帽状腱膜（包括额肌和面部 SMAS）、疏松网状间隙和滑动平面，以及骨膜

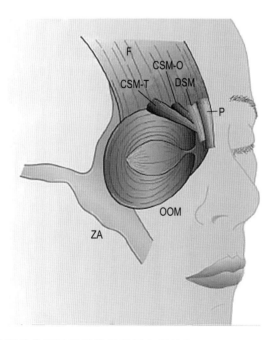

图 1.8　眉间和眉部肌肉系统位置及关系的示意图（CSM-O：corrugator supercilii muscle oblique head，皱眉肌斜头；CSM-T：corrugator supercilii muscle transverse head，皱眉肌横头；DSM：depressor supercilii muscle，降眉肌；F：frontalis，额肌；OOM：orbital orbicularis oculi，眼轮匝肌；P：procerus，降眉间肌；ZA：zygomatic arch，颧弓）

眉肌，深层肌肉群由皱眉肌构成。眉间垂直皱纹主要归因于皱眉肌横头。水平皱纹是由于过度活动的降眉间肌、皱眉肌斜头和降眉肌造成的，而斜向皱纹是由皱眉肌横头和内侧眼轮匝肌造成的[19-20]。

## 额肌

额肌是额部主要的肌肉，位于皮下组织平面深层。它是额部和眉毛的主要提肌，也是眼睑的辅助提肌。它与降眉肌群相拮抗（图 1.9）。

额肌是一个约 7 cm 的四方形肌肉，沿冠状缝起自帽状腱膜。它延伸覆盖额部，且不与骨骼连接，向下插入眉毛皮肤的真皮层。外侧肌纤维延伸略高于内侧肌纤维，在颞融合线处或其稍外侧融合。额肌向下与降眉肌群（包括 CSM、DSM、眼轮匝肌和降眉间肌）穿插连接。已证实存在多个由真皮层延伸至额肌的横向导向的间隔，这说明额肌纤维的连续收缩和横隔导致额部随着衰老形成横向深纹或皱纹[21]。

关于额肌的经典描述是它在额部分为两个不同的、分开的斜向肌腹，留下额部正中区域不被肌肉覆盖。然而，也有文献报道额肌是单一的覆盖广泛的肌腹[22]。这一解剖学变异经常导致额肌的功能性收缩存在不同的模式。例如，呈现较深的横向连续皱纹的患者可能具有单一的覆盖广泛的额肌，而没有额肌分离或两个较宽大的额部肌肉，因此在这些患者中进行化学去神经治疗时，注射点位也应该分布在额部中央区域。另一些患者表现为两侧眉毛上方分别有拱形肌肉收缩而额部中央是平滑的，对这些患者进行额肌解剖可能会发现两个分开的额肌肌腹。

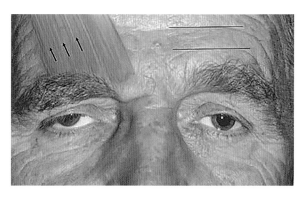

图 1.9　额肌的解剖和运动。额肌是额部和眉毛的主要提肌（箭头）。肌肉收缩导致较深的横向额纹形成（横线）

## 降眉间肌

降眉间肌是眉毛内侧的主要降肌，起自鼻骨骨膜，是一个很薄的三角形肌肉，垂直插入眉间或额肌肌腹中央的真皮层。它与额肌位于同一层次，是降眉肌群中最表浅的肌肉。降眉间肌收缩时向下并稍微向内牵拉眉毛内侧，形成了常见的鼻梁横向皱纹。降眉间肌的运动由面神经额支支配，有时也由颊支支配。

## 降眉肌

成对的降眉肌在内眦上方约 1 cm 处起自额骨骨膜，并直接插入每侧眉毛内侧的真皮层。降眉肌属于中层降眉肌群，位于降眉间肌深面和皱眉肌前方。其他作者也提到这些肌肉纤维可能是皱眉肌或眼轮匝肌的一部分，而并非一块单独的肌肉。定位降眉肌的一个简单方法是它走行在降眉间肌的外侧。其运动通常受面神经颞支支配，并作为眉毛内侧的辅助降肌。

## 皱眉肌

皱眉肌也是辅助降眉，是位于降眉间肌和降眉肌后方最深层的肌肉。皱眉肌起于额骨鼻突，向外上方在眶上缘上方斜向走行，位于额肌肌腹和内侧眼轮匝肌之间，插入眉毛中部和外侧的真皮层。它在中央较深，向外侧走行时浅出。它的止点通常在距眉间中线 1.7~3.0 cm 处，然而一些研究发现一些皱眉肌可以一直延伸到眉毛外侧部分。定位皱眉肌最外侧延伸时应该嘱患者皱眉，因为之后应用肉毒杆菌毒素注射拮抗外侧肌肉时需要进行调整。皱眉肌插入皮肤时与水平线有大约 30° 的夹角，所以皱眉肌既有内聚眉毛（将两侧眉头拉近）的功能，也有降低眉毛的功能。皱眉肌的运动通常由面神经颞支支配。

皱眉肌有两个不同的头，分别称为横头和斜头。斜头伴随降眉肌起于眶缘内侧上部，像一个短方形插入眉毛中部真皮层。横头起于眶上缘内侧，走行更远，接近水平方向，插入眉毛的内三分之一到一半处。由于解剖学因素，纵向的斜头收缩在临床上表现为水平或斜向的皱眉纹，而横头收缩时把两侧眉毛向内拉，导致形成纵向的皱眉纹（图 1.10）。如前所述，让患者做皱眉动作可以定位皱眉肌横头外侧肌纤维插入皮肤的位置，此处的眉毛毛发上方皮肤会出现凹陷或牵拉。因此，化学去神

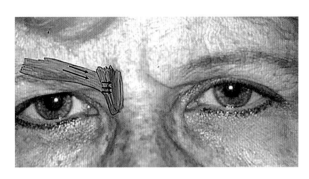

图 1.10　降眉肌和皱眉肌斜头及横头（红色）起到降低眉毛的作用。这些降肌（包括降眉间肌）收缩时，会导致形成眉间区的斜向、垂直及水平皱纹

经治疗的注射点位应该包含肌肉外侧边界，以达到最佳的治疗效果。但是一定要注意避免注射在眉毛上方过远的位置，因为这会导致额肌下部力量被减弱而出现医源性眉下垂。

## 眼轮匝肌

眼轮匝肌是重要的面部表情肌之一，作为眼睑伸肌和额部辅助降肌。它有特征性的围绕上下眼睑的环形结构，有多个分支插入眼睑皮肤，这使得外科手术分离这两个组织平面时很困难。眼轮匝肌在形态学上分为睑板前眼轮匝肌（覆盖睑板）、眶隔前眼轮匝肌（覆盖眶隔），以及眼轮匝肌眶部（覆盖眶上缘和眶下缘）。

较粗的眼部肌纤维从内眦肌腱发出，水平呈拱形同心圆状越过眶上缘，到外侧在颧弓汇聚。眼轮匝肌眶部的上方和内侧肌纤维与上方的额肌纤维、降眉肌和降眉间肌外侧交叉衔接。因此，眼轮匝肌收缩时将额部、眉毛和颊部皮肤向眼睛方向牵拉，产生斜向的皱眉纹。在外侧，垂直方向的眼轮匝肌肌纤维下拉眉尾，随着衰老产生鱼尾纹。对眼轮匝肌外侧肌纤维进行美容化学去神经治疗，通过减弱肌肉对眉尾的向下牵拉作用，从而得到轻微的提升眉尾的效果。

较细的眶隔前眼轮匝肌肌纤维也起自内眦肌腱，并在外侧相会形成睑外侧缝。睑板前眼轮匝肌肌纤维与睑板紧密附着，沿紧邻睑缘的椭圆形路径走行。在内侧，睑板前眼轮匝肌分为浅头和深头，深头起自泪后嵴。在外侧，睑板前眼轮匝肌也形成浅头和深头，并形成外眦肌腱[16]。眶隔前眼轮匝肌支撑眶隔，尤其在做微笑表情时，另外它们也起到淋巴引流的作用。一直以来，人们认为眶隔前眼轮匝肌和眶隔的弱化可能会导致衰老相关的下睑眼袋及脂肪脱垂。眼轮匝肌不同部分的运动受面神经颞支或颧支支配，有些肌纤维可以同时受两者支配。外侧眼轮匝肌垂直部分（包含眼轮匝肌眶部）的收缩，会形成沿着睑外侧缝及上面颊的水平和斜向外侧的皮肤皱纹。这些动态皱纹可以使用肉毒杆菌毒素治疗，治疗靶部位是眶缘外侧的眼轮匝肌垂直肌纤维（图 1.11）。

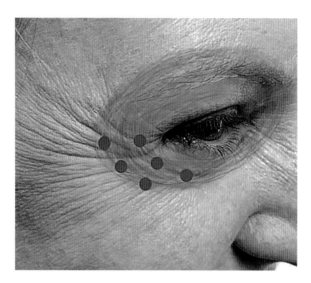

图 1.11　外侧眼轮匝肌垂直肌纤维的收缩会导致特征性的水平皱褶，从外眦向外侧延伸。可以使用肉毒杆菌毒素注射来治疗这些眼轮匝肌肌纤维，从而减少眼周皱纹

## 眉毛

眉毛对于面部表情来说至关重要，它们的位置取决于提肌和降肌的共同作用[23-24]。额肌与眉毛区域的眼轮匝肌相互交叉，它是眉毛的唯一提肌，而眉毛的降肌包括如前所述的眉间复合体。

眉毛头部位于内侧眉弓；眉毛体部沿眶上缘走行；眉毛尾部覆盖额骨角状突，延伸至颧额缝处。眉毛在鼻侧最宽，向外侧变窄。在形态学上，理想的女性眉毛拱起处在眶上缘上方约 1 cm 处，在外眦处或眉向外三分之二处最高；而男性眉毛通常较为平坦，且位置在眶上缘水平较低[25]（图 1.12）。关于眉毛高度和轮廓的变异以及种族差异，在进行治疗前评估时都要纳入考量。

眉毛处的软组织层次由前到后包括带有毛发的皮肤、肌肉、脂肪、腱膜（帽状腱膜）和骨膜。帽状腱膜在额部包裹前方的额肌，接着下行至眉毛包裹眉脂肪

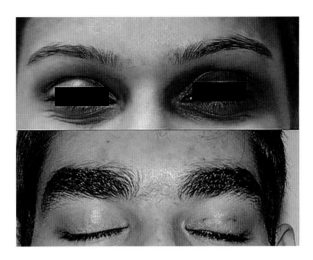

图 1.12　女性和男性眉毛的理想形态

垫，并且在脂肪垫后方作为一个滑动平面，为眉毛提供活动度。眉毛处皮肤包含丰富的汗腺和皮脂腺，眉毛的毛发在眉内侧成角比眉外侧更大。排在上方的毛发向外下方向生长，而排在下方的毛发向外上方向生长。眉脂肪垫或称眼轮匝肌后脂肪（retroorbicularis oculi fat，ROOF）垫，对眉外侧容量和年轻态的眶周饱满度起到重要作用。ROOF 与眼睑处的眼轮匝肌后筋膜相延续[26]，穿过眶隔后方的筋膜延伸进入眼睑隔膜中。随着年龄的增长，下垂的 ROOF 进入眼睑间隙，不应将其误认为是脱垂的眶隔内脂肪而将其切除，应该提拉并固定在眶缘上。这个脂肪垫也会萎缩，因此，眶外侧缘和眶上缘骨膜上精细的容量补充可以恢复眉下年轻态的饱满外观，同时也可以提升眉毛外侧的位置。

　　习惯性抬眉动作经常是由于上睑下垂和皮肤松弛导致的自然代偿性反应。然而，随着年龄增长，眉毛降至眶上缘以下，这会导致额外的视野遮挡，鼻眉角也会由年轻时的 Y 形变为衰老的 T 形（图 1.13）。外侧眉下垂常常是衰老相关变化的最初表现，这在解剖学上是由于额肌缺乏插入眉毛外侧部分的延伸部分。故随着衰老出现退行性变化，包括眉脂肪垫萎缩和重力牵拉，出现眉下垂，而额肌收缩会代偿性地提拉眉毛和上睑。由于额肌通常在外侧没有或仅有少量肌纤维，这导致临床上表现为外侧眉下垂。因此，面部年轻化治疗应该更多地提拉眉毛外侧，而不是眉毛内侧，以恢复年轻化的面容。在眼轮匝肌外侧毗邻外眦角的垂直方向肌纤维处进行肉毒杆菌毒素注射治疗，也可以帮助减弱眉外侧无拮抗的下拉力量，从而帮助重建眉外侧的提升。

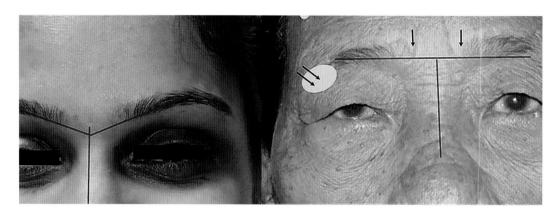

图 1.13　随着衰老，眉毛降低至眶上缘以下，这继发于 ROOF 的下移（箭头所指黄色处）和额部下垂（黑色箭头）。注意鼻眉角度的变化，从年轻时的 Y 形变为衰老的 T 形

## 中面部

　　饱满的上面颊和中面部的圆滑轮廓代表着面部的年轻；因此，当中面部随着时间推移而下降并流失其自然容量时，面部就会显得衰老和疲惫。如图所示，中面部可被定义为由两条假想线包围的区域，上方的假想线是由上耳轮到外眦的连线，位于颧弓上方，下方的假想线是由下耳屏软骨到口角下方的连线 [27]。

　　中面部的中面颊区域是一个位于下睑和下方鼻唇沟之间的三角形区域。向内侧，中面颊与鼻外侧缘相融合。中面颊的外侧界与外侧面颊在颧弓突出处相延续。

　　中面部的骨面是由颧骨和上颌骨前表面构成，它为下睑和唇部肌肉及其他面部韧带提供了附着点，来支撑中面部。中面部可以认为包含三个主要部分：睑颊部、颧部和鼻唇部（图 1.14）。将这三部分分开的是外上方的睑颧沟、靠内侧的泪沟和下方的颧颊沟。睑颊部分没有明确的边界或骨性附着，但是在年轻的面部，它通常位于眶下缘水平以上。中面部这一区域的轮廓常被描述为一个平滑凸面（侧面观）。当出现退行性变化时，这个单一的圆滑轮廓会被分为两个连续的凸面（"双凸面畸形"），这是由于下睑脂肪脱垂和眶下缘下方的中面部组织下垂导致睑颊分离的临床表现（图1.15）。两个凸面之间的沟称为泪沟或鼻面畸形，常用软组织填充剂、脂肪复位或脂肪移植对其进行填充来恢复年轻态的单一凸面。同样很重要的是，要理解中面部皮肤的厚度在接近眶缘和眼睑时变薄；因此，在较薄的眼睑皮肤后方应该减少或避免使用填充剂填充，因为在此处出现肿块和丁达尔效应的风险明显升高。

　　除了睑颊部分的轮廓变化以外，皮肤本身也会表现出衰老的迹象，例如静态细纹和皱纹增加、光老化、毛细血管扩张和蜘蛛痣增加、松弛明显和皮肤暗沉。如前所述，这些变化可以通过化学剥脱、激光换肤或强脉冲光来治疗。

　　颧部是一个三角形的区域，上内侧与睑颊部相接，下内侧是鼻唇沟，外侧与颞部和外侧面颊延续。颧骨上颌突前方的颧前间隙以韧带附着为界——上界为眼轮匝肌支持韧带（眶颧韧带），下界为颧韧带，它们在面部衰老中起到重要作用。下睑眼轮匝肌后方的 SOOF 层次与 ROOF 脂肪层次类似，经常需要在中面部年轻化治疗中向颧弓凸起上方进行复位 [28-29]。

　　鼻唇部由鼻内侧缘延伸至外侧的颧部 [30]。它的外侧边界是颧颊沟。鼻唇部的下方覆盖口腔前庭。外侧部分被颧韧带和咬肌韧带锚定。这一部位的皮下组织相比中面部其他部位更厚且活动度更大。鼻唇部外侧部分下方的间隙包含颊脂肪垫 [31]。随着年龄增长，中面部这一部分会下降到口角以下，这会导致下面部组织堆积和鼻唇沟加深 [32]。上颌骨和颧骨随着衰老的骨质吸收表现为中面部容量凸度的丧失和韧带支撑的减弱，导致正常情况下应呈圆弧形的中颊部变平，以及中面部和下面部沟纹的形成。因此，理想的面部年轻化治疗不仅要对减弱的面部韧带加强支撑以提升下移的脂肪垫，还要填充流失的面部容量。

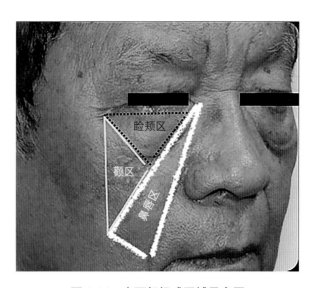

图 1.14　中面部组成区域示意图

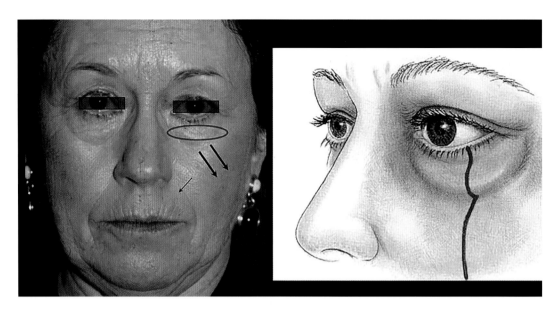

图 1.15　明显的泪沟畸形（红圈）和继发于中面部松弛下垂的较深鼻唇沟显示出面部衰老。在侧面观，经典的双凸面轮廓是由于眼睑和面颊分离以及骨性眶下缘更加明显的结果

## 小结

　　面部和眼睑解剖学非常复杂，人们一直在试图更进一步地理解它与衰老过程的关系。只有全面地了解解剖学细节以及它的实用意义，才能取得最优的治疗效果。

## 参考文献

1. Pendergast PM. Facial proportions. In: Erian A, Shiffman MA, editors. Advanced surgical facial rejuvenation; Springer 2012. p. 15-22.

2. Tolleth H. Concepts for the plastic surgeon from art and sculpture. Clin Plast Surg. 1987; 14(4): 585-598.

3. Vegter F, Hage J. Clinical anthropometry and canons of the face in historical perspective. Plast Reconstr Surg. 2000; 106(5): 1090-1096.

4. Ricketts RM. The golden divider. J Clin Orthod. 1981; 15(11): 752-759.

5. Ricketts RM. Divine proportion in facial aesthetics. Clin Plast Surg. 1982; 9(4): 401-422.

6. Lee JH, Kim TG, Park GW, Kim YH. Cumulative frequency distribution in East Asian facial widths using the facial golden mask. J Craniofac Surg. 2009; 20(5): 1378-1382.

7. Marquardt SR, Stephen R. Marquardt on the Golden Decagon and human facial beauty. Interview by Dr. Gottlieb. J Clin Orthodont. 2002; 36: 339-347.

8. Ruess W, Owsley JQ. The anatomy of the skin and fascial layers of the face in aesthetic surgery. Clin Plast Surg. 1987; 14: 677-682.

9. Glogau R. Physiologic and structural changes associated with aging skin. Dermatol Clin. 1997; 15: 555-559.

10. Carruthers J, Cohen SR, Joseph JH, Narins RS, Rubin M. The science and art of dermal fillers for soft-tissue augmentation. J Drugs Dermatol. 2009; 8(4): 335-350.

11. Arletti JP, Trotter MJ. Anatomic location of hyaluronic acid fillers material injected into nasolabial fold: a histologic study. Dermatol Surg. 2008; 34: s56-63.

12. Hatton MP. Rubin PA review of facial anatomy as it relates to the use of botulinum toxin. Int Ophthalmol Clin. 2005; 45: 37-39.

13. Bhertha TM. Facial anatomy and the application of fillers and botulinum toxin-Part I. Surg Cosmet Dermatol. 2010; 2(3): 195-204.

14. Mitz V, Peyronie M. The superficial musculoaponeurotic system (SMAS) in the parotid and cheek area. Plast Reconstr Surg. 1976; 58: 80-88.

15. Hoenig JA, Shorr N, Shorr J. The suborbicularis oculi fat in aesthetic and reconstructive surgery. Int Ophthalmol Clin. 1997; 37: 179-191.

16. Sires BS, Lemke BN, Dortzbach RK, Gonnering RS. Characterization of human orbital fat and connective tissue. Ophthal Plast Reconstr Surg. 1998; 14: 403-414.

17. Vuyk HD. Forehead, temple and scalp reconstruction. http: //www.vuyk.nl/publicaties/nr/034.pdf .

18. Lemke BN, Stasior OG. The anatomy of eyebrow ptosis. Arch Ophthalmol. 1982; 100: 981-986.

19. Burkat CN, Lucarelli MJ, Lemke BN. Comprehensive glabellar anatomy for the cosmetic surgeon. Am J Cosmetic Surg. 2005; 22: 7-224.

20. Ellis DA, Bakala CD. Anatomy of the motor innervation of the corrugator supercilii muscle: clinical significance and development of a new surgical technique for frowning. J Otolaryngol. 1998; 27: 222-227.

21. Tan TS, Oh S-R, Priel A, Korn BS, Kikkawa DO. Surgical anatomy of the forehead, eyelids, and midface for the aesthetic surgeon. In: Massry GG, Murphy MR, Azizzadeh B, editors. Master techniques in blepharoplasty and periorbital rejuvenation. NY, USA: Springer; 2011. doi: 10.1007/978-1-4614-0067-7_2 .

22. Finn JC. Practical botulinum toxin anatomy-Finn facial plastics, SE Cox- http: //www.finnface.com

23. Lemke BN, Stasior OG. Eyebrow incision making. Ophthal Plast Reconstr Surg. 1983; 2: 19-23.

24. Knize D. An anatomically based study of the mechanism of eyebrow ptosis. Plast Reconstr Surg. 1996; 97: 1321-1333.

25. Freund RM, Nolan III WB. Correlation between brow lift outcomes and aesthetic ideals for eyebrow height and shape in females. Plast Reconstr Surg. 1996; 97: 1343-1348.

26. Putterman AM, Urist MJ. Surgical anatomy of the orbital septum. Ann Ophthalmol. 1974; 6: 290-294.

27. Rohrich RJ, Pessa JE, Ristow B. The youthful cheek and the deep medial fat compartment. Plast Reconstr Surg. 2008; 121: 2107-2112.

28. Kikkawa DO, Lemke BN, Dortzbach RK. Relations of the superficial musculoaponeurotic system to the orbit and characterization of the orbitomalar ligament. Ophthal Plast Reconstr Surg. 1996; 12: 77-88.

29. Furnas DW. The retaining ligaments of the cheek. Plast Reconstr Surg. 1989; 83: 11-16.

30. Barton FE. The SMAS and the nasolabial fold. Plast Reconstr Surg. 1992; 89: 1054-1059.

31. Stuzin JM, Wagstrom L, Kawamoto HK, Baker TJ, Wolfe SA. The anatomy and clinical applications of the buccal fat pad. Plast Reconstr Surg. 1990; 85: 29-37.

32. Lucarelli MJ, Khwarg SI, Lemke BN, Kozel JS, Dortzbach RK. The anatomy of midfacial ptosis. Ophthal Plast Reconstr Surg. 2000; 16: 7-22.

# 2

# 神经调节剂：目前的适应证和上中面部注射技术

## 肉毒杆菌毒素简史及其美容适应证

肉毒杆菌毒素（图 2.1）的早期应用可以归功于眼科医师 Allen Scott 博士，他观察到在使用肉毒杆菌毒素治疗眼肌痉挛时有消除皱纹的效果[1]，并于 19 世纪 80 年代晚期到 90 年代早期与资深作者和其他人沟通了这些发现。这些发现促成了使用肉毒杆菌毒素治疗功能亢进性皱眉纹的早期报道[2]。这种分子在医学美容中应用的巨大成功可以归功于临床医生的创新性思考和尝试，他们的兴趣在于推动临床治疗，这与基于制药企业的以利润为导向的药品和器械开发形成鲜明对比，实际后者更常见。

因此，艾尔建股份有限公司（Allergan，Inc.，Irvine，CA）应该将其归功于医生主导的求知欲和临床创新，他们把曾经鲜为人知的孤儿药肉毒杆菌毒素™（Botox™）转变为现在人们熟知的美容用保妥适™（Botox Cosmetic™）（年销售额从约 2500 万美元到超过 10 亿美元）。更重要的是，这种分子在美容和重建外科中的应用对当代辅助治疗领域的方法产生了变革。

肉毒杆菌毒素是天然存在的复合蛋白质（重链和轻链二聚体），在自然界被"无活性的"络合蛋白包裹。值得注意的是，2012 年，在肉毒杆菌毒素大会（迈阿密，佛罗里达州，2012 年）发布的研究显示了与这些络合蛋白相关的膜渗透和（或）通透性作用，而人们对它们的功能可以说还知之甚少。这些特性也许可以解释不同的肉毒杆菌毒素产品在临床特性上的细微差异。"有活性的"重链和轻链分别负责神经元终端摄取及乙酰胆碱囊泡释放入突触间隙的蛋白质裂解[3]。

医学术语是非常重要的，迄今为止，蛋白质基础研究协会将肉毒杆菌毒素简称为"毒素（toxins）"，并且衍生出一系列行业标准简称。根据共识，BoNTA 和

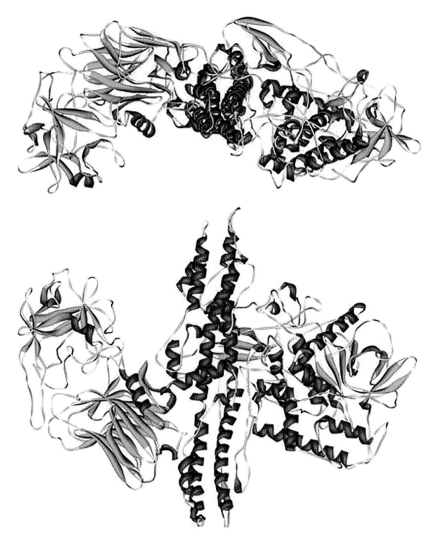

图 2.1　肉毒杆菌毒素蛋白

BoNTB 分别表示市场上存在的 A 型和 B 型两个血清型的肉毒杆菌毒素。而"毒素（toxin）"这样的术语适用于基础研究领域，在与患者沟通时提到这些药物名词（或者任何此类药物）会引起患者不必要的恐惧，并且从原则上讲是不准确的。

　　实际上，所有药物在使用大剂量或错误剂量时都是"毒素（toxins）"。这使得很多医生开始采用（笔者认为这是恰当的）替代的术语来描述这一类药物。产业界或医生代表团体认为比较理想的是，领导者们应该召开会议并就恰当的标准临床术语达成一致。目前看来，"神经调节剂"这一术语似乎已经被大家接受。如 Mosby 医学词典中描述的定义，神经调节剂是"一种改变神经冲动传递的物质"[4]。虽然某些产业界和医生发言人声称自己"发明"了神经调节剂这个术语，但这其实并不是一个新的术语，这些说法也在该术语的采用过程中引起了争议。就本章而言，我们将把临床上应用的 BoNT 形式的肉毒杆菌毒素产品称为神经调节剂（neuromodulators，NMs）。

## 最新神经调节剂介绍及相关剂量

Botox Cosmetic™ 已经成为行业主力产品并家喻户晓，其他相关竞争产品的引入也取得了不同程度的成功。

Myobloc™（US WorldMeds，S. San Francisco，CA）是唯一的 B 型血清型神经调节剂，是以无菌的微酸性的稳定溶液形式提供，可直接用于注射。由于其临床疗效维持时间较短，并且注射时有疼痛感，故其在神经内科领域的疗效和应用并没有在临床试验中表现出对美容应用的有效性 [5-6]。

目前，美国市场上有三种有效的 BoNTA 产品，还有一种正在 FDA 的考量中。

这些产品都是以干燥的形式提供，说明中显示是使用无菌生理盐水配制。很多医生更喜欢使用抑菌生理盐水，因为有研究发现抑菌生理盐水配制可减少注射时的疼痛感。本书作者使用常规的生理盐水。由于 Dysport™（Medicis Corp Scottsdale，AZ）的有效治疗面积略大于 Botox，我们使用比 Botox（2.0 ml）更少量的稀释液（1.5 ml）来配制 Dysport™。研究报道，临床中使用的稀释液体积一般可接受范围在1.0~4.0 ml。用较少的稀释液配制需要少量多点注射，并且较难有效覆盖大肌肉群；而使用较多的稀释液配制会导致局部肿胀增加和潜在的弥散相关不良反应。虽然这一点据我们所知还没有被对照试验证实，但是仍然建议医生使用居中体积的稀释液。

自从 2002 年（和这之前），Botox Cosmetic™ 的美容适应证市场准入，Botox Cosmetic™ 仍然作为行业标准，它的应用也从早期的上面部适应证有了更大的拓展 [7-8]。它以冻干粉形式提供，并且公司已竭尽全力在全球范围内通过使用全息摄影技术和 Botox Cosmetic™ 产品特定标识符，来减少伪造和假货传播（通常在互联网上）。

一致的效价和临床疗效以及著名的商品名都是 Botox Cosmetic™ 的巨大优势。作者使用的注射点位及剂量如图 2.2 所示。

Dysport™ 自 2009 年获得 FDA 批准后，其临床推广过程缓慢，主要因为其在额肌过量使用会引起眉下垂。该产品已被证明是 Botox Cosmetic™ 的有力竞争产品，它作用面积大的特点可以被用于更扁平的眼轮匝肌和额肌肌肉群，提供更好的皱纹治疗效果。一个双盲半脸对照研究对比了用 10 单位 Botox Cosmetic™ 和 30 单位 Dysport 对外眼角皱纹的治疗效果，显示 2：1（90 位患者中有 61 位）更喜欢

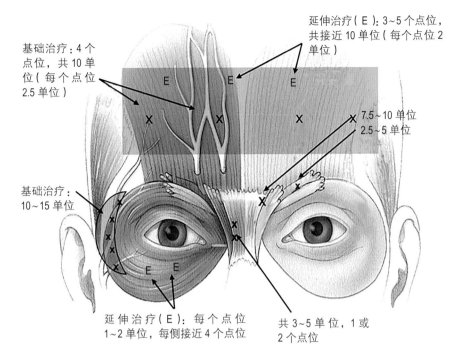

**图 2.2　BoTox 美容性注射的点位和剂量**

Dysport ™ 治疗侧的效果，在治疗后 1 个月和 3 个月比 Botox Cosmetic ™ 治疗侧有 17% 的改善[9]。作者的治疗点位和剂量如图 2.3 所示。

　　虽然不同的产品之间不能直接进行以单位为基础的换算，但很多有经验的医生使用 Botox 单位（Botox Unit，BU）和 Dysport 单位（Dysport Unit，DU）时会用 2.5 或 3∶1 的比例。换句话说，20 BU 的效价大约与 50~60 DU 相等。我们在 Dysport 上市早期就发现，使用 25 单位治疗皱眉纹起效较快，但在 12 周或更早的时候，疗效就较早地减退了。与此相反，使用 60 单位治疗皱眉纹可以维持 12 周以上的稳定疗效。显然，Ipsen，Inc.（London，UK）制造每瓶 300 单位的 Dysport 是有原因的（对应每瓶 100 单位的 Botox，或者说是 3∶1）。

　　Xeomin ™（Merz Aesthetics，Greensboro，NC）具备去掉前文所述的"无活性"蛋白的专利制造工艺，这可以减少产生阻断抗体和快速抗药反应的风险。Xeomin 在 2011 年被引入美国市场，在 2013 年被再次引入。它的上市可能受到 FDA 在报告应答率时所要求的统计学方法变化的影响。因此，产品包装中附带的剂量反应曲线错误地显示了 1 个月时应答率偏低。然而，使用同样的终点，数据显示 1 个月时基本等效。我们对 Xeomin ™ 的使用经验是，它和 Botox Cosmetic ™ 在早期接近等效，"效应面积"相近，而使用建议的 20 单位剂量治疗皱眉纹时，效果会在 8~12 周时减弱。

对于其他适应证也看到了类似的疗效。Botox 单位（BU）与 Xeomin 单位（XU）的等效剂量是 1∶1.3~1∶1.5。由于临床试验数据显示这个比值是 1∶1，显然需要更多的研究来进行观察。Merz 公司的代表报告说，Xeomin 的药瓶需要在生理盐水配制后进行翻转以确保每瓶的药效强度——这提示一些药物粉末可能黏附在瓶盖和药瓶的上表面。我们知道还没有发表的数据支持这个有潜在重要性的配制方法，而包装说明书的说法是"轻轻旋转"药瓶。Xeomin ™ 是一个很好的产品，当适当的用药剂量被充分阐述清晰后，可以成为面部美容市场上的一个主要产品。

使用神经调节剂进行美容治疗的从业者（非医疗美容核心专业）在增多，他们对面部肌肉组织解剖和注射效果（甚至包括上面部）缺乏较深入的理解。必须理解上面部肌肉组织的收缩 - 拮抗特点，才能得到最佳的注射效果。面部肌肉组织经常被解剖图谱错误地描述 [10]，这导致了一些虽然短暂但很明显的面部畸形，例如眉下垂、上睑下垂、前额"僵硬"和"Spock 博士"畸形，我们需要进一步开展正确的解剖学研究。新手注射医生应该着重学习解剖和剂量调整技巧等基础知识。

## 各解剖分区注射技术

### 眉间

眉间区域动态皱纹和静态皱纹是由于降眉间肌和成对的皱眉肌作用形成的。这些肌肉的静息张力对表面覆盖的皮肤施加慢性的力学作用，而真皮 - 表皮的衰老导致了静态皱纹形成。降眉间肌收缩会形成鼻根横向皱纹，而皱眉肌收缩会形成垂直的眉间皱纹。这两种特点的皱纹都可以通过在眉间区域注射神经调节剂来治疗（图 2.2 和图 2.3）。在临床查体时，会让患者皱眉来加强这些皱纹。通过皮肤经常可以看到下方肌肉的范围和走向。理解眉间复合体的解剖，对于精准地使用神经调节剂来达到预期效果及避免不良反应至关重要（图 2.4）。在大多数人中，皱眉肌通常是水平方向的，走行方向与眉毛平行。适当的治疗和剂量可以达到非常好的临床效果，并维持 3~6 个月（图 2.5）。

皱眉肌常常被误认为位于眉毛上方，一些神经调节剂的注射方法包括获批产品的包装说明书的图示，都提示将产品注射于更加靠上的位置。这导致额肌受到影响，从而造成内侧眉下垂（而外侧额肌代偿性活跃且眉尾提升），产生"Spock 博士"或称"Mephisto"畸形（图 2.6）。眉部的有效治疗应该是将神经调节剂精确地沿皱眉肌肌

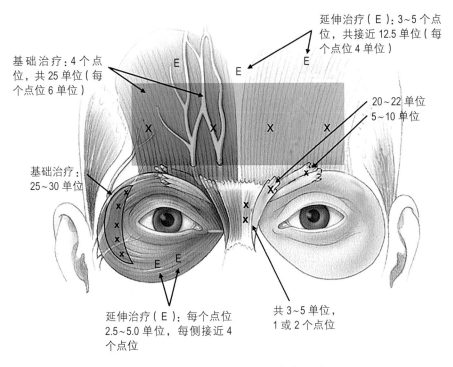

延伸治疗（E）：3~5 个点位，共接近 12.5 单位（每个点位 4 单位）

基础治疗：4 个点位，共 25 单位（每个点位 6 单位）

20~22 单位
5~10 单位

基础治疗：
25~30 单位

延伸治疗（E）：每个点位 2.5~5.0 单位，每侧接近 4 个点位

共 3~5 单位，1 或 2 个点位

图 2.3　Dysport 美容性注射的点位和剂量

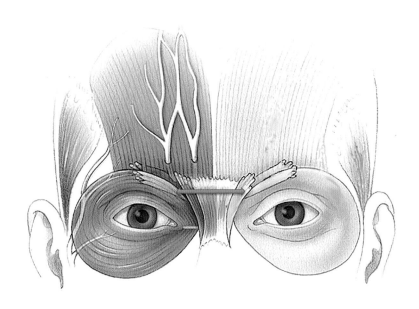

图 2.4　皱眉肌的走行与眉毛平行，并且随着衰老而下移

腹注射，通常在眉毛水平。操作是在肌肉上进行一系列团状注射（作者倾向于这种方法），或者线性注射（疼痛并且不够精确）。应注意将产品进行均匀、对称的分布，除非在治疗前发现存在不对称，并且希望通过治疗矫正。

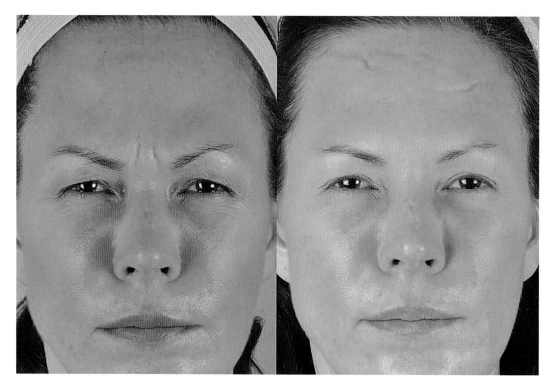

图 2.5　使用 30 单位 Xeomin 治疗眉间纹：治疗前和治疗后 3 个月

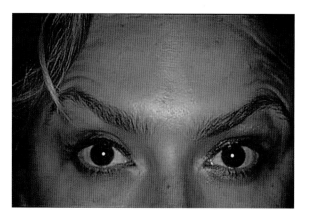

图 2.6　眉间纹注射时点位过高或额肌注射时弥散不足，可能遇到的"Spock"或"Mephisto"畸形（吊梢眉）

## 额部

横向额纹是额肌运动的结果，神经调节剂可以有效地消除这些皱纹（图 2.7）。额肌呈现一个连续的薄片状，或者是两个肌腹在中线处十字交叉，它的作用是提升

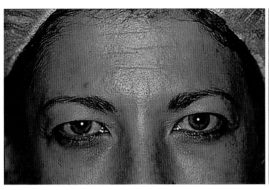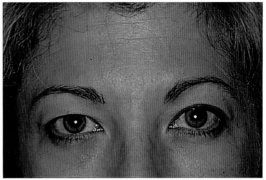

图 2.7 额纹使用 10 BU，额肌使用 10 BU。注意两侧眼轮匝肌。通过放松降眉的肌肉来保持眉毛位置不变

眉毛。在前额有效使用神经调节剂需要注射者理解正常的额肌提眉功能和它导致额纹形成之间的平衡。额部过度治疗可能导致不期望出现的眉下垂，或者继发于额肌运动减弱的眉毛不对称。应该对患者进行关于额肌平衡的知识宣教，因为患者常常希望完全消除横向额纹，但理解了额肌在维持眉毛正常位置中的作用后就会知道这样做并不合理。临床查体时需要注意识别治疗前存在的眉下垂，对于这样的患者应该在治疗时格外小心。为了尽可能减少可能出现的眉下垂，对大多数患者不应在距眉毛上缘 1.5 cm 以下的区域进行注射，并且要使用较小的治疗剂量——大约是皱眉纹和眼角纹使用剂量的一半。

对于额肌的治疗有着不同的治疗方案。作者倾向的注射方法是在大约前额水平中线的位置进行四点的等份注射（图 2.2 和图 2.3）。内侧注射点与内眦平齐，外侧注射点位于额纹向上抬起的点位。对于前额发际线较高或者皱纹延伸到或邻近发际线的患者，应该在水平中线上方增加额外的注射点，位于水平中线内侧和外侧每两个注射点之间，从而形成 Z 字形的注射模式。

## 外侧眼周

外侧眼周皱纹或称"眼角 / 鱼尾纹"是由于眼轮匝肌的运动产生的。眼轮匝肌的功能是闭眼，为泪腺系统提供动力，并且是一个很强大的降眉肌肉。使用神经调节剂治疗眼轮匝肌可以减轻鱼尾纹，并且起到一定的提眉作用，后者常常被称为"药物提眉"[11]（图 2.8）。眼轮匝肌的位置相对表浅，位于菲薄的眼睑和眼周皮肤下层。这个区域的有效治疗是将神经调节剂注射在同心圆形肌肉的边缘，在外侧眶缘更外

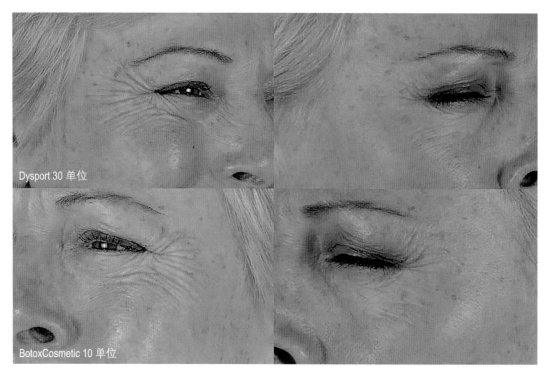

Dysport 30 单位

BotoxCosmetic 10 单位

图 2.8　眼外侧皱纹

侧进行注射，以避免眶内注射并发症和眼睑功能障碍。在这个血管丰富的区域进行注射时，应该注意避开可见的表浅血管，因为针尖的刺伤可能导致明显的淤青。该治疗对于面部皱纹和眉毛位置都可以达到非常明显的改善。

　　眉毛位置的改善是由于减弱了外侧眼轮匝肌较强的降眉作用（图 2.9）。减弱该肌肉的作用后，患者可以得到近 5 mm 的眉毛提升（参阅文献 [11]）。

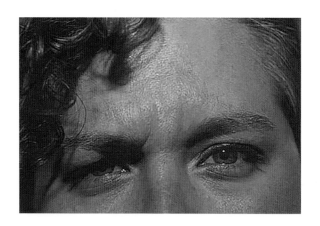

图 2.9　患者同意接受单侧治疗，这展示了眼轮匝肌强大的降眉效果，而皱眉肌的影响较小

## 不良反应

通过 20 余年可靠的临床应用，证明了神经调节剂具有良好的安全性和有效性。其主要不良反应包括注射部位局部疼痛、淤青和治疗效果不满意。参考本章概述的注射指导原则，可以帮助临床医生降低不良反应的发生率。

上睑下垂是为数不多的、暂时性的但令人烦恼的重要不良反应之一，有一定的发生率（图 2.10）。虽然临床试验显示上睑下垂的发生率为个位数，但在临床实践中，它的发生率其实非常低（在我们的诊所低于 1%）。有理论认为该不良反应的原因是药物通过皮下或肌肉下层一直弥散到上睑提肌，这样的理论不太可能成立。我们认为有滑车上切迹（相对于滑车上孔）的患者更有可能出现这一不良反应。

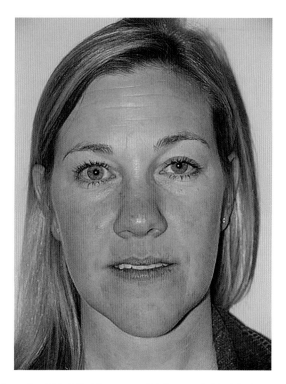

图 2.10　眼睑下垂。按照需要每 4~6 h 使用 0.1% 安普乐定（iopidine）进行治疗

应该告知患者，虽然该不良反应的发生率很低，但是仍然有一定的发生风险。如果发生，应该立刻使用 0.1% 安普乐定进行治疗。上睑下垂发生后，帮助患者树立信心非常重要，因为大多数患者都会持续 2~3 周以上。

# 小结

神经调节剂的适应证、注射技术和应用在过去的 10 年间显著增加。在急速扩张的同时，关于解剖、剂量和治疗时的关怀还有很多的误解及迷思。我们鼓励临床医生在参考文献中寻求答案，并且接受直接的临床培训和不断更新临床实践。

## 参考文献

1. Scott AB. Botulinum toxin injection of eye muscles to correct strabismus. Trans Am Ophthalmol Soc. 1981; 79: 734-770.

2. Carruthers JD, Carruthers JA. Treatment of glabellar frown lines with C. botulinum-a exotoxin. J Dermatol Surg Oncol. 1992; 18(1): 17-21.

3. Schantz EJ, Johnson EA. Properties and use of botulinum toxin and other microbial neurotoxins in medicine. Microbiol Rev. 1992; 56(1): 80-99.

4. Mosby's Medical Dictionary (8th ed. Elsevier; 2009).

5. Kim EJ, Ramirez AL, Reeck JB, Maas CS. Plast Reconstr Surg. 2003; 112(5 Suppl): 88S-93; discussion 94S-97.

6. Ramirez AL, Reeck J, Maas CS. Otolaryngol Head Neck Surg. 2002; 126(5): 459-467.

7. Dayan SH, Maas CS. Botulinum toxins for facial wrinkles: beyond glabellar lines. Facial Plast Surg Clin North Am. 2007; 15(1): 41-49.

8. Maas C, Kane MA, Bucay VW, Allen S, Applebaum DJ, Baumann L, Cox SE, Few JW, Joseph JH, Lorenc ZP, Moradi A, Nestor MS, Schlessinger J, Wortzman M, Lawrence I, Lin X, Nelson D. Current aesthetic use of abobotulinumtoxinA in clinical practice: an evidence-based consensus review. Aesthet Surg J. 2012; 32(1 Suppl): 8S-29.

9. Nettar KD, Yu KC, Bapna S, Boscardin J, Maas CS. An internally controlled, double-blind comparison of the efficacy of onabotulinumtoxinA and abobotulinumtoxinA. Arch Facial Plast Surg. 2011; 13(6): 380-386.

10. Loos BM, Maas CS. Relevant anatomy for botulinum toxin facial rejuvenation. Facial Plast Surg Clin North Am. 2003; 11(4): 439-443.

11. Ahn MS, Catten M, Maas CS. Temporal brow lift using botulinum toxin A. Plast Reconstr Surg. 2000; 105(3): 1129-1135.

# 3

# 眼周化学剥脱术

## 缩写词

| | | |
|---|---|---|
| AHA | Alpha hydroxy acids | 果酸 |
| BHA | Beta hydroxy acids | β-羟基酸 |
| BTX-A | Botulinum toxin A | A 型肉毒杆菌毒素 |
| TCA | Trichloroacetic acid | 三氯乙酸 |

近年来，随着技术的进步，为了满足患者日益增加的对最短误工期的需求，非手术年轻化技术已经呈指数性增长。化学剥脱术是皮肤年轻化中一个经受过时间考验的治疗方法，不管技术如何发展，它始终是眼周微创治疗中一个重要的辅助治疗方法。化学剥脱术是使用某种化学介质对皮肤进行一定损伤的治疗方法，造成可控的、部分厚度的烧伤和炎症。治疗目的是达到均一的剥脱，刺激新的表皮生长以及色素均匀分布。眼周皱纹、光损伤和皮肤色素异常在化学剥脱治疗后会有可靠的及可预测的改善。

## 历史回顾

应用化学剥脱术来美化皮肤自古以来就有。Cleopatra（埃及艳后）曾经用羊奶沐浴，而古罗马女人则用酒桶底部发酵的葡萄皮擦拭身体来美肤，乳酸[1] 和酒石酸的剥脱作用使她们在不知不觉中得到了改善。酒石酸是一种目前仍在护肤品中经常

使用的果酸 [2]。这一治疗在美国的起源可以追溯到欧洲，吉普赛人将配方世代相传。化学剥脱术进而发展为一项治疗方法，相关的指南、适应证和局限性帮助临床工作者获得可复制的结果，提升了安全性和有效性。

## 化学剥脱术的分类

化学剥脱术的操作方法是将化学制剂涂抹于皮肤上来去除外层受损的层次。这加速了常规的脱落过程，达到了皮肤年轻化效果。眼睑和眼周区域化学剥脱会促使表皮、真皮胶原、弹力纤维和血管新生。这种表皮和真皮胶原的新生过程会导致皮肤收紧，从而减少皮肤皱纹和褶皱，并使鱼尾纹变浅 [3]。

化学剥脱术的多样性和灵活性使得医生能够根据患者情况制订个性化治疗方案。化学剥脱术的类型是根据渗透皮肤的不同深度来确定的。化学剥脱术可以分为三种深度：浅层、中层和深层（表 3.1）。

表 3.1　化学剥脱术的分类

| 分类 | 渗透深度 | 溶液 |
| --- | --- | --- |
| 浅层 | 表皮 | 果酸：<br>　20%~70% 甘醇酸、乳酸、柠檬酸、酒石酸<br>β- 羟基酸：<br>　20%~30% 水杨酸<br>　十八碳烯氨酸<br>Jessner 溶液（水杨酸、乳酸、间苯二酚）<br>10%~25% 三氯乙酸 |
| 中层 | 乳头层 | 25%~35% 三氯乙酸<br>三氯乙酸和固体二氧化碳<br>三氯乙酸和 Jessner 溶液<br>三氯乙酸和 70% 甘醇酸<br>50% 三氯乙酸 |
| 深层 | 网状层 | 苯酚 |

### 浅层剥脱

浅层化学剥脱是所有化学剥脱术中最温和的，适用于所有皮肤类型。它们通常可以被很好地耐受，安全且少有并发症。剥脱会在表皮到颗粒层或真皮乳头上层产生一个炎性反应。对于有皮肤色素异常、轻度光损伤和轻度皱纹的患者，浅层剥脱效果较好。

果酸（alpha hydroxyl acids，AHA）是从水果和蔬菜中提取出来的成分，是浅层剥脱常用的化学介质，例如从甘蔗中提取的甘醇酸、从柑橘中提取的柠檬酸，以及从牛奶中提取的乳酸。β-羟基酸（beta hydroxy acids，BHA）、水杨酸和十八碳烯氨酸同样也被用作浅层剥脱，但是较少使用。AHA 和 BHA 会被生产为不同的强度，现如今经常被添加在很多化妆品和医学护肤品中。甘醇酸是 AHA 中最常使用的一种，在精细的眼周区域，浓度达到 70% 的甘醇酸需要在非常细心的观察下使用[4]。在使用甘醇酸时应该小心谨慎，它的应用是与使用时间有关的，需要使用中和液例如水来中和反应。目前，在医生诊所和经过培训的美容师均在广泛使用这些剥脱治疗。

通过调节三氯乙酸（TCA）的浓度可引起一个浅层、中层或者深层的剥脱。10%~25% 的低浓度会引起浅层剥脱。这种浓度的 TCA 可引起皮肤蛋白质的浅层凝固和表皮及真皮乳头浅层的破坏，随之而来的是新生胶原分布和弹力组织正常化带来的真皮年轻化[5]。对于下睑色素异常和细纹，20%TCA 为介质做浅层剥脱是有效的。TCA 剥脱渗透深度的临床指征可以由皮肤白霜的强度来判断，浅层剥脱表现为红斑或红斑伴有轻度白霜。

Jessner 溶液（表 3.2）单独使用时可以作为一个浅层剥脱介质，作用于角质形成细胞之间的细胞间桥，起到角质软化剂的作用。它是与深度相关的，而达到剥脱的渗透深度通常由 1~3 遍溶液涂层得到。第一遍涂层的化学反应是轻度红斑，随后出现的是皮肤轻度粉霜。

浅层化学剥脱的表皮再生通常在术后几天内完成，改善效果可维持 2~3 周。患者会注意到肤质的改善和轻度的肤色改变，随之而来的是眼周区域整体的肤色提亮。由于浅层剥脱的效果是累积性的，因此一个重复的、有规律间隔（每 4~6 周一次）的剥脱疗程有助于疗效维持。

表 3.2　Jessner 溶液配方

| | |
|---|---|
| 间苯二酚 | 14 g |
| 水杨酸 | 14 g |
| 乳酸 | 14 ml |
| 乙醇 | 100 ml |

## 中层剥脱

中层剥脱引起的皮肤损伤深度从表皮到真皮乳头层的上部。由于其渗透均一、效果稳定以及较好的风险/受益比，这种剥脱治疗在眼周区域被广泛使用。对于有下睑区域皱纹、鱼尾纹、浅表褶皱和中度光损伤的患者，经常可以通过中层剥脱来改善（图 3.1~3.3）。

中层剥脱 TCA 浓度的范围从 30% 开始，通常不超过 50%[6]。医生已经不愿再使用 50% 以上的浓度，因为效果不可靠，而且已证实会大大增加术后瘢痕的风险 [7]。浓度、使用时间和使用技术等变量会影响一次 TCA 剥脱的治疗效果，因此这些主要由施术者来决定。

随着时间推移，临床医生开始将低浓度 TCA 和其他剥脱介质联合起来使用。联合使用可以达到更深的剥脱介质渗透层次，并且不会带来更高浓度 TCA 相关的并发症 [8]。Monheit[9] 描述了 Jessner 溶液与 TCA 及其他介质的联合使用，Brody 和 Haily[10] 描述为固体二氧化碳，Coleman[11-12] 描述为 70% 甘醇酸。作者们发现，这些联合治疗获得了更深的剥脱介质渗透深度，并且证明与使用 50%TCA 的效果是相同的，而且可以避免其相关的并发症。

Monheit 所描述的联合剥脱治疗开始时先使用 Jessner 溶液，继而使用 35%TCA。Jessner 溶液起到角质剥脱和浅层换肤的作用，去除角质层并且向下渗透至表皮基底层，这使得 35%TCA 可以渗透更深，并且剥脱溶液可以更均匀地分布 [13]。Jessner 溶

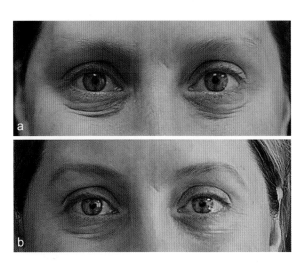

图 3.1　一位 45 岁女性眼周联合使用 Jessner 溶液和 35% TCA 治疗前（a）和治疗后（b）。注意下睑皮肤松垂（皮肤赘余）的减少

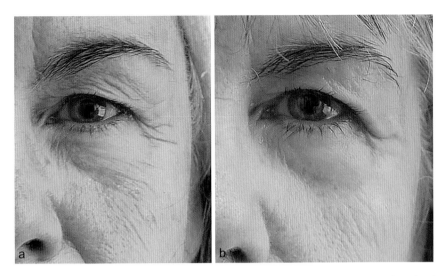

图 3.2　一位 50 岁女性眼周联合使用 Jessner 溶液和 35% TCA 治疗前（a）和治疗后（b），可见皮肤色素异常和皱纹显著改善

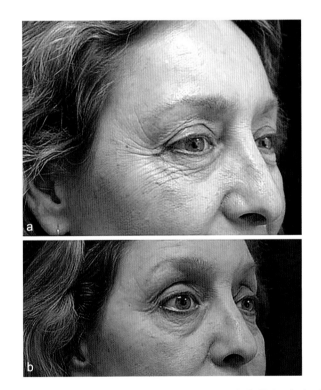

图 3.3　一位 49 岁女性眼周联合使用 Jessner 溶液和 35% TCA 治疗前（a）和治疗后（b）。下睑处的网格状皱纹显示整体改善

液 35%TCA 的联合剥脱治疗显示可以得到可预期的临床效果，并且降低了并发症的发生率。患者通常在 3~5 天内产生轻度痂皮，并在 7~10 天内完全剥脱。患者可以

在 7 天内恢复工作，用淡妆来遮盖新近剥脱皮肤的粉色和红斑。作者对于眼周区域的剥脱治疗方法即是这种组合的中层剥脱，在本章中还将详述。

TCA 溶液可以直接从市场上买到，或者可以在诊所使用晶体混合蒸馏水配制，以重量容积比的方式混合。与配制溶液的人员清晰沟通是至关重要的，强调溶液的稀释是用重量比容积，以保证标准浓度。溶液在使用前应该仔细混匀，因为晶体可能会出现沉淀。它在室温下是稳定的并且对光不敏感，但需要注意的是确保容器牢固密封，因为蒸发会导致溶液浓度升高。

## 深层剥脱

深层化学剥脱使用化学剥脱剂从表皮渗透至真皮网状层的中层。其能明显改善较深的眼周皱纹、干皱的外观、鱼尾纹和重度日光性角化（图 3.4）。Baker-Gordon 配方（表 3.3）是经常被提到的经典深层剥脱溶液，这也促使多位作者研发了改进版

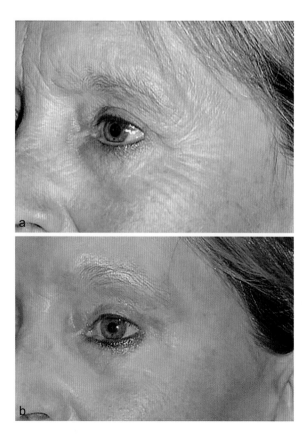

图 3.4 一位 70 岁女性使用苯酚进行眼周区域剥脱治疗前（a）和治疗后（b）。她在剥脱前接受了眼睑成形术。可以注意到眼周皱纹和细纹的显著减少

的苯酚 - 巴豆油基配方。施用苯酚后引起的反应以从表皮延伸至真皮乳头层的角质凝固性坏死为特征，且伴有显著的炎性反应[14]。愈合过程发生于第 8~14 天，剥脱后的潮红持续长达 2 个月[15]。对于寻求改善眼周区域较深皱纹和褶皱的患者来说，苯酚剥脱持久的、具有修复性的效果使得它不失为一个理想的选择。

因为损伤皮肤的层次较深，深层剥脱的恢复期更长，并发症风险也更高，例如色素减退和瘢痕形成。对于有肝、心脏和肾病病史的患者应非常慎重，因为它可以影响肝肾功能，也有报道其可引起肺功能和心脏活动受抑制[16]。苯酚对心肌有直接的毒性作用，因此要进行全面的心肺监测。为了尽量减少这些并发症，应该按照预先规定的施用时间，缓慢而系统地在单独的美学单位施用溶液，同时仔细监测是否有心律失常，然后再继续治疗下一个亚单位。这种治疗有相当长的学习曲线，应该由那些对于化学剥脱术的复杂性有全面理解并且有相当程度操作经验的医生使用。

表 3.3　Baker-Gordon 配方

| |
| --- |
| 3 ml 89% 液体苯酚（USP） |
| 2 ml 自来水 |
| 8 滴液体皂（Septisol） |
| 3 滴巴豆油 |

# 患者选择

## 适应证

恰当的患者选择对于治疗成功是至关重要的。医生应该根据患者的治疗目的调整治疗方案，建立患者的依从性，并管理治疗预期。

患者评估从评估皮肤类型、皱纹严重程度、赘余皮肤量、下睑区域松弛程度、眼周皮肤真皮厚度、日光性损伤和皮肤色素异常等方面开始。清楚地分辨由光损伤导致的皱纹和由容量流失导致的皱纹的区别，是否需要行眼睑成形术必须由患者和医生双方共同确认。

Fitzpatrick 皮肤颜色分型（表 3.4）是一种评估皮肤颜色类型及其对日光暴露反应的简便方法。在确定皮肤类型后，Glogau 分型系统（表 3.5）可以用来评估皮肤质地、皮肤厚度、光损伤程度和皱纹严重程度，可在选择恰当剥脱治疗的过程中提供

表 3.4 Fitzpatrick 皮肤分型量表

| 皮肤类型 | 皮肤颜色 | 特点 |
|---|---|---|
| Ⅰ 型 | 白色；非常白皙，红色 / 金色毛发；蓝眼睛，雀斑 | 总是晒伤，从不晒黑 |
| Ⅱ 型 | 白色；非常白皙，红色 / 金色毛发；蓝色、淡褐色或绿色眼睛 | 经常晒伤，较难晒黑 |
| Ⅲ 型 | 乳白色；白皙，任何毛发和眼睛颜色；非常常见 | 有时轻微晒伤，逐渐晒黑 |
| Ⅳ 型 | 棕色；典型地中海高加索人皮肤 | 很少晒伤，容易晒黑 |
| Ⅴ 型 | 深棕色；中东皮肤类型 | 非常罕见晒伤，非常容易晒黑 |
| Ⅵ 型 | 黑色 | 从不晒伤，非常容易晒黑 |

表 3.5 Glogau 皮肤分型量表

| 皮肤分型 | 描述 |
|---|---|
| Ⅰ 型 | 早期皱纹<br>年龄：20 多岁至 30 多岁<br>早期光老化<br>  轻微色素变化<br>  少量皱纹<br>  没有"老年斑" |
| Ⅱ 型 | 动态皱纹<br>年龄：30 多岁至 40 多岁<br>早期到中度光老化<br>  微笑纹外观<br>  早期棕色"老年斑"<br>  早期肤质变化 |
| Ⅲ 型 | 静态皱纹<br>年龄：50 多岁及以上<br>中度光老化<br>  明显棕色色素<br>  可见棕色"老年斑"<br>  细小血管<br>  皱纹，甚至在静态也可见 |
| Ⅳ 型 | 只有皱纹<br>年龄：60 多岁及以上<br>极重度光老化<br>  灰黄色的皮肤颜色<br>  曾患皮肤癌<br>  皮肤癌前病变（日光性角化） |

指导。医生可以结合患者的病史和生活方式并根据患者情况进一步调整治疗方式。

浅层剥脱对于 Fitzpatrick 皮肤类型 I~V 型和 Glogau I 型有轻度光损伤及眼周区域细纹的患者有效。这种剥脱治疗有时被称为"恢复活力"的治疗，可能需要重复治疗来维持预期的效果。

中层剥脱为中度光老化和皱纹（Glogau II 型）及 Fitzpatrick 皮肤类型 I~IV 型提供了安全的皮肤重建方法。为 Fitzpatrick 较深皮肤类型的患者进行治疗时，应该谨慎监测并且由经验丰富的医生操作，正如 Kadhim 所报道的，细小和中度眼周皱纹对中层化学剥脱反应较好，在深色皮肤患者中会有较少的轻度不良反应[17]。

更深的粗糙的皱褶和严重的光老化对于深层剥脱反应较好，会带来明显的持久的效果。最适宜的患者是 Glogau III 和 IV 型及 Fitzpatrick I 和 II 型，通常不考虑用于深色皮肤类型，因为其色素脱失的不良反应发生率较高。

## 病史

必须仔细评估患者的完整病史和用药史。任何皮肤重建治疗的相对禁忌证均包括皮肤放射史、活动性或多发性单纯疱疹病毒感染、糖尿病、增生性瘢痕或瘢痕疙瘩病史[18]。

异维甲酸（Accutane，Roche，Nutley，NJ）用药史是一个相对禁忌证，因为化学剥脱术后导致的瘢痕形成可能是毁灭性的。异维甲酸会影响剥脱术后的表皮再生，进行治疗前建议有 12~24 个月的停药期[18]。

避孕药、外源性雌激素（香皂、乳液、油）或光敏性药物由于有导致色素沉着的风险，应该避免使用。由于妊娠期的雌激素水平问题，患者应该避免在计划怀孕的 6 个月内进行化学剥脱治疗[19]。

有单纯疱疹病史的患者需要在治疗前预防性服用抗病毒药物，持续用药至表皮再生完成。处方抗病毒治疗用药如伐昔洛韦（Valtrex，Glaxo Wellcome，West Caldwell，NJ）500 mg 每日两次，在治疗 2 天前开始应用至化学剥脱术后 5 天。该预防性用药避免了术后修复过程中大多数的疱疹发病。也有其他可供选择的抗病毒药物，有医生认为应该对所有接受化学剥脱术的患者给予预防性抗病毒治疗。

如果患者曾行眼睑成形术或者剥脱治疗，要检查上睑是否能完全闭合。如果上睑不能完全闭合，则上睑化学剥脱术是禁忌的，因为可能导致上睑收紧而使眼睑不能完全闭合，继而发生眼球干燥。

## 生活方式

要确定一位患者是否适合进行化学剥脱治疗，评估他们的生活方式和习惯是非常重要的。他们必须忠实地遵从术前和术后医嘱，并且有意愿护理治疗区域以确保治疗成功。术前可以通过有关患者日常生活、职业和兴趣爱好的筛查问卷来确认关注的方面。

吸烟是一个相对禁忌证，吸烟者应该同意在治疗前 1 个月开始停止吸烟，持续至术后至少 6 周。经常接受日光暴露的患者需要承诺在治疗期间改变生活方式，包括避免日晒和保证治疗区域防晒。患者知情同意并遵从化学剥脱术常规护理对于避免并发症是至关重要的。如果对患者的依从性有任何疑虑，那么应该认为他们不适合接受治疗。

## 治疗前准备

对患者和皮肤进行恰当的准备，对于达到一致的、可靠的结果和预防治疗后并发症是必需的。

作者对几乎所有的患者给予联合治疗，外用 0.05% 维 A 酸（Retin-A Ortho Pharmaceutical，Raritan，NJ）和 4% 氢醌，剥脱术前至少使用 4~6 周。该用药方案可减少角质层厚度，提供均一的化学物质吸收，增强表皮再生作用和真皮成纤维细胞活性，以缩短术后恢复期[20-21]。氢醌的使用可抑制黑素细胞活性，有助于预防剥脱介质导致表皮损伤后可能发生的炎症后色素沉着。充分的皮肤术前准备可以协助达到更均一的渗透皮肤反应，从而得到更稳定的效果。指导患者遵循维 A 酸和氢醌的使用计划表，第 1 周每周使用 2 次，接下来每周 3 次，隔天 1 次，在皮肤可以耐受的情况下直至每天使用。预期会发生一些红斑和轻微的皮肤刺激；然而，如果患者出现维 A 酸皮炎，则需要调整使用间隔和剂量，并建议等待至少 1 周再进行化学剥脱治疗。

应指导患者在化学剥脱术前 3~4 周避免频繁的日光暴露，使用防晒霜，禁止蜜蜡脱毛、皮肤磨削、电解治疗和激光治疗[18]。

所有患者接受化学剥脱治疗前应签署知情同意书，告知其发生瘢痕形成、感染、持久性红斑、色素改变和疼痛的可能性。让患者了解化学剥脱治疗期间和治疗后可能出现的突发事件，对于其充分理解化学剥脱过程是非常有益的。在术前和术后拍摄照片来记录变化，对那些可能回忆不起来之前皮肤状态的患者可以起到提醒作用。

## Jessner 溶液和 35% TCA 中层剥脱的联合治疗

术前麻醉根据不同医生的偏好、剥脱深度和患者自身的焦虑程度，可采取不同的方法。大多数患者仅在治疗前 30 min 服用一次 0.5 mg 阿普唑仑（Xanax，Pfizer，New York，NY），就能在治疗全程中较好耐受。虽然额外的麻醉不是必需的，但对于非常焦虑的患者，使用 1% 利多卡因对眶上神经、眶下神经、颧额神经和颧颞神经进行区域神经阻滞会对他们有益。可以提供手持风扇来减轻剥脱过程中的不适感。

医生应该站在治疗台头侧，弯下身体和患者面对面。患者体位采取坐位，45°的角度较为适宜。

安全措施对于保证剥脱效果很重要。将溶液从左至右按使用顺序摆放，放在附有明确标签的手术量杯中。我们的摆台由左至右为丙酮、Jessner 溶液和 35% TCA 溶液。将一块 2 in×2 in（约 5 cm×5 cm）纱布放在丙酮溶液前方，棉签放置在单独的杯中，每使用一个后即扔掉（图 3.5）。

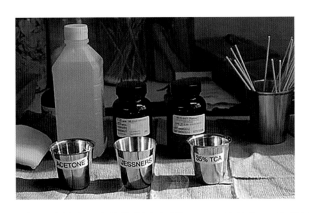

图 3.5　中层剥脱时，我们的摆台包括 Jessner 溶液和 35% TCA 溶液

要求患者在治疗前一天晚上和当天早上清洁皮肤。指导他们不要在治疗当天使用任何化妆品或保湿乳或防晒霜。所有患者到达诊所后会再次使用 Cetaphil（Galderma Labs，Fort Worth，TX）清洁皮肤。彻底的皮肤清洁对于获得均匀的剥脱溶液吸收非常重要。

首先将浸泡于丙酮的 2 in×2 in（约 5 cm×5 cm）纱布拧干，在上睑和下睑区域用均一的方式去除脂质。可以使用一个小的手持风扇来吹散丙酮的刺激性气味。术前的脂质去除可以去掉皮肤表面的油脂和残留化妆品，使化学溶液与角质层有最佳的接触。去脂不充分可能导致渗透不均匀，从而造成剥脱深度不同。

为了防止眼球被化学溶液意外渗漏进眼睛而造成任何可能的伤害，在治疗前可使用一种无菌眼药膏 Lacri-lube（Allergan，Inc.，Irvine，CA）作为物理屏障。一位助理站在治疗椅前，迅速吸干患者流出的眼泪，因为眼泪可以引导并通过毛细管作用将化学溶液吸入眼睛，导致角膜灼伤。应该准备好洗眼液，如平衡盐溶液，以备意外接触时使用。如果发生这种意外情况，应立即用洗眼液冲洗眼睛，然后将抗生素/激素软膏涂于眼内，并转诊至眼科会诊。

先将 Jessner 溶液涂抹于皮肤，然后用棉签展开，剩余的部分用杯子边缘铺开。这样能达到溶液的精准涂抹，并避免溶液剩余。建议棉签湿度要均一，因为棉签湿度越大，剥脱渗透深度就越深。然后在不施加压力的情况下展开溶液。在第一遍涂抹时，告知患者他们可能会体验到刺痛的灼热感，并提醒患者，如果有必要可以用手持风扇来减轻不适感。这种不适感可能引起流泪。让您的助理准备好棉签，流泪时立即拭干泪水，防止其与剥脱区域接触。

遵照一个标准顺序将化学溶液涂抹于各个眼周亚单位。眼周亚单位被分为外侧眼角、眉下区域、上睑及下睑。医生从一个眼周亚单位开始，接下来操作对侧眼周的该亚单位。例如，先将溶液涂抹于右侧外眼角区域，接下来操作左侧外眼角区域。这样做是保证医生能更好地复制这个操作的深度和白霜，并确保不会跳过该区域。作者会从上睑区域开始治疗，让患者闭合双眼，按照 Morrow 描述的操作顺序模式治疗[3]。先将溶液涂抹于外眼角区域，在外眦角以上，向内沿着眉毛下边界行进，然后向下至睫毛缘、内眦和鼻根处。将溶液涂于眉毛区域是安全的，在这个过程中不会损伤毛发。对于下睑复合体，涂抹溶液时需要睁开双眼并且向上看。告知患者可以随意眨眼，但是一定要保证睁开眼睛的状态。从外侧颧骨和眶缘处开始涂抹溶液，跨过外眼角，向上内侧至睫毛边缘。在刚开始熟悉化学剥脱治疗时，建议操作医生使用更加保守的方法，按照 McCollough 和 Hillman[22] 所描述的，涂抹溶液时距离睫毛边缘 2~3 mm 以上；当操作医生更加熟练时，再按照 Morrow[3] 所描述的安全方式继而涂抹溶液至睫毛边缘。

Jessner 溶液首先会使皮肤变成粉红色，然后会有一个轻度白霜。这个白霜是治疗终点，意味着溶液已经渗透过表皮层（图 3.6）。在 Jessner 溶液干燥后，按照相似的顺序美学亚单位技术涂抹 35% TCA 剥脱溶液，使用棉签展开。外侧眼角、眉下和上下睑区域较厚的皮肤可以耐受更强的溶液进行一到两次棉签涂抹。患者会体验到

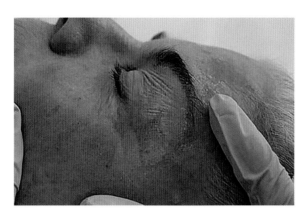

图 3.6　涂抹 Jessner 溶液。皮肤会变为浅粉色并且有轻度白霜。这是剥脱渗透至表皮层的临床终点

较强的灼热感；再次提醒患者，他们可以使用风扇降温来减轻不适感。内眦和睑板处较薄的皮肤需要更轻的压力。确保棉签轻轻展平、涂抹，基本上如"羽翼"般轻抚过该区域。羽状技术可用于浅肤色、阳光暴晒的患者，因为它可以帮助混合已剥脱区域和未剥脱区域的分界线。

对于眼周区域轻度至重度皱纹，均匀涂抹 35% TCA 是有效的。在剥脱过程中可以进行调整，因为有些区域可能表现为对溶液的吸收减少，故需要更多次的涂抹。对于重度皱纹，可以将皮肤展开以保证溶液在较深皱褶处的接触和均匀渗透，还可以用棉签木头的一端来精准地涂抹化学溶液，直到达到期望的终点。

在进行第一遍 35% TCA 涂抹后，等待 3~4 min 至白霜反应达到峰值，评估剥脱区域的质地，决定是否需要重复涂抹[8]。斑片状或不均匀的白霜区域需要轻薄地涂抹 TCA 以进行仔细的重复治疗。较厚的、均匀的白霜反应意味着治疗终点（图 3.7）。待白霜消散而皮肤变成粉色后，涂抹少量闭合性的软膏如 Aquaphor（Eucerin，Brookfield，CT）来预防皮肤干燥。剥脱治疗结束后，患者可能会继续体验到尖锐的灼热感，持续 30 min 至 1 h。为了减轻灼热感，用浸泡过冰水的 2 in×2 in（约 5 cm×5 cm）纱布置于治疗区域，可以提供即刻的症状缓解。

## 剥脱深度

医生必须决定需要达到什么样的渗透深度才能取得预期的治疗效果。化学剥脱的渗透深度等级受以下几个因素影响：剥脱介质的类型、剥脱介质的浓度、涂抹的遍数、接触皮肤的时间、涂抹时的湿度、涂抹时的压力（用力摩擦还是轻轻划动）、

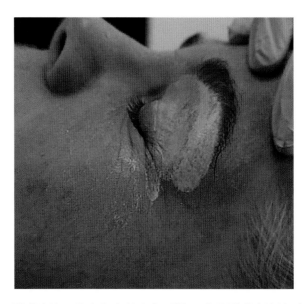

图 3.7　涂抹 35%TCA 剥脱溶液。注意坚实的白色质地，这是剥脱溶液渗透至真皮乳头层的临床指征

治疗前的皮肤预处理、皮肤类型和皮肤状态。

　　了解所选化学介质的特性对于成功的运用非常重要。一般来说，结霜越白，说明 TCA 渗透至真皮的深度越深（表 3.6）。TCA 导致的出现颜色发白或"白霜"是表皮和真皮蛋白质凝固的结果[12]。浅层 TCA 剥脱浓度为 10%~25%，适用于几乎所有皮肤类型的较浅的皱纹，恢复时间短且罕见并发症。较低浓度的 TCA 涂抹后表现为皮肤发红和轻度白霜，说明渗透至真皮乳头层和表皮蛋白质凝固。随着剥脱溶液的浓度增加，白霜会变得越加均匀，白色也会变得更加明显。中层剥脱如联合使用 Jessner 溶液和 35% TCA，治疗目的是延伸至真皮网状层上方的中度皱纹，临床指标是明显白霜和轻度红斑，发生于 5~10 min 内。这种明显的白霜是一过性现象，皮肤接下来会恢复灌注，毛细血管再灌注应该会在 20 min 内出现[8]。对于深层剥脱如 50% TCA，终点是一个密集的、均匀的白霜，在 40~50 min 内消散[12]。如果剥脱溶液渗透至真皮深层，皮肤会呈现出灰白的色调。这是我们不期望出现的，提示真皮

表 3.6　剥脱深度

| 浅层 | 发红或轻度白霜 |
|---|---|
| 中层 | 轻度红斑和白霜 |
| 深层 | 坚实透明的白霜，伴轻度或无红斑 |

层受到损伤，会导致延迟愈合和可能的增生性瘢痕。

## 术后注意事项

应告知患者，在恢复期会出现水肿、红斑和脱皮等现象。冰敷 [2 in × 2 in（约 5 cm × 5 cm）无菌纱布浸泡在冰水中并轻轻拧干 ] 可帮助减轻水肿并缓解最初 24 h 内的灼热症状。建议患者睡觉时抬高头部来减轻眼睑周围水肿，这种水肿有时可能会导致睁眼困难。术后第 2 天早晨，患者应该开始使用温和的洁面乳如 Cetaphil（Galderma Labs，Fort Worth，TX）来清洁皮肤，每天两次，接着涂抹 Aquaphor 软膏。

预期会出现皮肤红斑，接下来会出现皮肤收紧、肿胀，肤色逐渐变为深棕色和灰色。皮肤接下来会在术后第 3~4 天开始脱皮。皮肤开始脱皮后，指导患者用 0.25% 乙酸溶液浸泡并拧干的纱布每天两次浸透治疗区域，溶液用一餐匙乙酸与一品脱温水配制而成。在浸泡后，将薄薄一层凡士林膏或 Aquaphor（Beiersdorf Inc.，Hamburg，Germany）涂于皮肤，可以预防干燥并促进表皮再生。建议患者不要在脱皮期间用手抠或者主动揭掉任何深色皮肤。在脱皮期（通常需要 4~5 天）结束后，表皮开始再生，在 1 周左右呈现亮粉色，然后在接下来的 3 周逐渐恢复成自然肤色。注意当对上睑和下睑行化学剥脱术时，上睑恢复期可能比下睑慢几天，因为上睑皮肤褶皱处的持续运动会减慢表皮再生。剥脱完成后，患者可以使用轻薄的不含油脂的保湿乳，也可使用化妆品遮盖该区域。

避免日晒非常必要，建议患者在户外时佩戴防紫外线的太阳镜和宽边帽子。在表皮再生完成后使用 SPF 30 的广谱防晒霜，并持续使用至少 6 周以最大限度地降低色素沉着的发生风险。对于皮肤敏感的患者，可能需要推迟使用防晒霜至少 1 个月，以减少接触性皮炎的可能性。

预期化学剥脱术后 7~10 天可以恢复正常活动。当脱皮完成并且明显的炎症反应消退后，可以指导患者恢复维 A 酸的使用。维 A 酸可以帮助皮肤更快地修复，减少色素异常、浅表皱纹以及使皮肤质地更加平滑。深色皮肤类型如 Fitzpatrick Ⅲ 型和Ⅳ型更容易发生炎症后色素沉着。如果出现，则可以开始使用脱色剂如 4% 氢醌，并随着色素消退逐渐减量。

# 并发症

在刚开始进行化学剥脱治疗时，建议先全面地熟悉浅层剥脱以及它对于皮肤的效果。随着医生对该治疗积累更多的经验，再逐渐进行深层剥脱。

## 持久的红斑

化学剥脱术造成的损伤越深在，预期红斑持续的时间就越长。对于浅层剥脱，红斑可能持续 7~10 天；中层剥脱会持续 2~4 周；而对于深层剥脱，红斑可以持续几个月并在不治疗的情况下慢慢消退。持续 3 个月以上的持久性红斑[12]应该作为潜在瘢痕形成的警示。外用 2.5% 氢化可的松乳膏或其他非氟化的类固醇激素软膏有助于减轻炎性反应，从而改善皮肤外观。氟化类固醇激素软膏可以导致皮肤萎缩和色素减退，所以不应使用。口服抗组胺药、短期全身性应用类固醇激素、硅酮敷料治疗以及在底妆前使用绿色粉底[23]，可以遮盖治疗区域直到红斑逐渐消退。

## 色素沉着

虽然炎症后色素沉着在深色皮肤类型中更常见，但所有皮肤类型都有发生的风险，因为化学剥脱的过程会导致炎症。色素沉着可以表现为斑片状或暗褐色的色素加深。斑片状色素沉着可以发生于长波紫外线或中波紫外线暴露，在易发人群和妊娠期或服用避孕药、外源性雌激素、光敏性药物的人群中均可发生[16]。在恢复期早期阶段，指导患者严格防晒，使用紫外线过滤太阳镜和宽边帽子来保护治疗区域。推荐在表皮再生期间使用 SPF 30 的防晒霜，通常在术后 7~10 天。在大多数发生色素沉着的患者中，没有遵从防晒是最常见的原因。如果发现色素增加的情况，通常可以用 0.05% 维 A 酸和 4% 氢醌乳膏联合治疗几周来抑制；然而，色素沉着的消退可能需要几个月。

## 色素减退

如前所述，术前评估皮肤类型和选择剥脱深度对于控制这种情况的发生非常重要。剥脱深度越深，剥脱区域和未剥脱区域之间的差异越明显。中层剥脱如 Jessner 溶液 /35% TCA 导致色素减退的情况很少出现。色素减退更常见于深层剥脱，如 50% TCA 或苯酚剥脱，以及容易造成更深损伤的操作，例如在皮肤上用力摩擦溶液或多次涂抹等。由于苯酚是通过抑制黑素细胞产生黑色素的活性来起作用，故术后色素减退较常见，并且每位患者都应该被告知预期的结果。如果色素减退出现在 Fitzpatrick Ⅰ～Ⅲ型等浅肤色的皮肤类型，可以用淡妆轻松遮盖。而深色皮肤类型如 Fitzpatrick Ⅳ、Ⅴ型，具有更大的风险，在深层剥脱前，必须告知这些患者存在潜在永久性色素减退的风险。另外，对于深肤色皮肤类型和容易被严重晒黑的患者，剥脱区域和未剥脱区域之间的界线很容易看出。轻柔地使用羽状技术涂抹溶液，有助于治疗后分界线变得不明显。

## 感染

通过谨慎的术后皮肤护理，感染是可以预防的。指导患者严格遵守皮肤护理方案，可以加速皮肤脱皮和及时去除坏死组织。浅层和中层眼周化学剥脱术不必常规应用抗生素，但一些医生在深层剥脱时会常规使用抗生素。将 0.25% 乙酸湿敷术后皮肤作为常规的皮肤护理是有效的，因为它具有抗菌特性，并且可以溶解和去除坏死组织。最常见的致病菌是金黄色葡萄球菌，外用抗生素软膏可以有效治疗。事实上，一些医生在脱皮后常规在凡士林基质软膏上使用抗菌肽软膏，即是利用它的抗菌特性。

对于有疱疹病史的患者，应在治疗前预防性使用抗病毒药物治疗，这样疱疹复发就会很罕见。发病表现为发热、疼痛和该区域水疱。如果患者在抗病毒治疗过程中发生了疱疹复发，则可以再增加第二种抗病毒药物，并在恢复全程中给予持续保障。

## 瘢痕形成

瘢痕形成在浅层剥脱后很少发生，因为真皮基本没有被渗透。联合中层剥脱（Jessner 溶液 /35% TCA）时发生瘢痕形成的风险为 1%[10]。随着剥脱深度的增加，风险也会增加。在增生和凸起区域，可每隔 2 周向病灶内注射 0.2～0.3 mg 曲安奈德（10 mg/ml），水平线性注射于下睫毛边缘[3]，治疗效果较好。外用硅酮软膏和非氟化类固醇激素也有效果。

## 瘢痕性睑外翻

针对下睑松弛程度慎重选择恰当的剥脱方式，对于防止在修复过程中发生过度的皮肤挛缩至关重要。化学剥脱术会导致皮肤在垂直和水平方向缩短；如果出现比预期更严重的缩短，会表现为睑裂闭合不全（兔眼）伴角膜暴露、下睑退缩，或早期下睑缘外翻或弗兰克外翻（frank ectropion）[24]。该区域可以使用皮损内注射曲安奈德治疗，方法同上述瘢痕形成中所描述的。从下睑至眉毛上方放置无菌纱布条带（无菌条带），类似于处理手术后眼睑退缩的方式，可以帮助支撑下睑。

## 眼球损伤

为了防止化学介质洒出，一定不要直接在眼睛上方区域移动棉签或刷子。涂抹溶液的过程中可能会意外进入眼角膜或巩膜。在与剥脱溶液接触时，泪液可以起到毛细管作用并将化学溶液吸入眼内。这种情况可能造成灼伤，如果巩膜受累，在暴露区域可以看到一种灰白的颜色。在这种情况下，需要立即使用无菌生理盐水充分冲洗眼部；冲洗后使用抗生素 / 类固醇激素软膏，并立即请眼科会诊。

## 粟丘疹

粟丘疹或者小的表皮包涵囊肿在术后表现为眼睑皮肤小的白头粉刺。这些通常是自限性的，可以在恰当的皮肤护理后清除。它们通常会在 2~3 周时在表皮再生后才出现，可能会由于较厚的乳膏阻塞上层毛囊皮脂单位而加重 [25]。有时有必要用 18 号针头或 11 号手术刀片的尖端挑破顽固的粟丘疹。

## 化学剥脱术和眼睑成形术

经结膜入路眼睑成形术是下睑区域年轻化的可靠技术。它可以成功去除眶周脂肪，但在消决多余皮肤和下睑皱纹方面存在局限性。在这些情况下，化学剥脱术则是一个可行的辅助治疗，可用于改善下睑皮肤外观。可在眼睑成形术术前、术中或者术后进行眼周化学剥脱治疗。

经结膜入路眼睑成形术和化学剥脱术的联合治疗可提供理想的眼周区域年轻化效果。这通常是安全的，因为皮肌瓣没有被抬起，并且血管供应完好无损，没有不利改变。浅层、中层及深层剥脱可以安全地与经结膜入路眼睑成形术联合应用，几乎不会对恢复时间造成影响。Dodenhoff[26] 安全地在经结膜入路眼睑成形术术后即刻联合使用 35% TCA 剥脱，并且也观察到下睑苯酚剥脱后明显的皮肤收缩。McKinney 和 Zukowski[27] 描述了使用苯酚剥脱相似的结果，他们在经结膜入路眼睑成形术术后即刻使用苯酚剥脱也取得了成功的疗效。当在经结膜入路眼睑成形术后使用更深层的苯酚剥脱时，下睑外翻的风险也更高。为了将这种并发症降至最低，应该谨慎对待亚临床和部分睑外翻以及失去眼睑和巩膜同步关系的患者[23]。

在眼睑成形术后，Morrow[3] 建议术后 7 天后进行上睑和下睑 35% TCA 剥脱，10~14 天后进行 50%TCA 或 89% 苯酚剥脱，而 30 天以后进行 Bakers 苯酚剥脱。按照这样的时间表操作，Morrow 报道未遇到过并发症。Gatti[28] 提出将苯酚剥脱治疗作为常规下睑成形术的辅助部分，并且在最短术后 6 周的时间内附加化学剥脱治疗。Litton 和 Trinidad[29] 会等待至少 6 个月再继续进行眼睑的 50% 苯酚剥脱治疗。

眼睑成形术术后即刻进行化学剥脱时，非常重要的是使用羽状轻抚的方式将溶液涂抹于睑板前区域，并且精确地止于距新鲜切口 1~2 mm 处。在联合外眦手术治疗时需要采取相同的预防措施，以相似的方式避开手术缝合线。其余的剥脱和治疗深度与未进行眼睑成形术的情况下采用同样的方式[26]。等待眼睑成形术切口完全愈合后再进行剥脱治疗的好处在于，可以将剥脱溶液直接涂抹于原有切口处，有助于瘢痕变浅。也有作者建议为避免下睑瘢痕形成，将剥脱治疗作为治疗下睑皮肤赘余的独立治疗。

## 化学剥脱术和眼睑成形术

由于导致眼周皱纹的因素包括光老化和眼轮匝肌的反复收缩[30]，所以采用化学剥脱术和注射产品联合治疗对于眼周区域整体年轻化来说是一项合理的解决方案。关于 A 型肉毒杆菌毒素在剥脱恢复期的恰当注射时机的讨论还在继续。作者的经验与 Landau 所提出的相似，在浅层或中层剥脱之前或者术后即刻可以成功地进行 A 型肉毒杆菌毒素治疗，而不会造成更高的与意外弥散至较远肌肉相关的不良反应发生率[15]。此外，关于真皮填充剂，Landau 提出永久性填充剂不会受到化学剥脱治疗的影响，而暂时性填充剂由于化学介质引起的炎症反应会更易被吸收，所以应该在剥脱术后至少 2 周进行注射。

## 小结

化学剥脱术是一种经受过时间考验的非手术治疗方法，并且对于眼周区域的皱纹和光损伤非常有效。目前，化学剥脱术具有多种配方和品类，而这种多样性使得医生根据所期望达到的效果来定制治疗成为可能。浅层剥脱适用于皮肤质地改善和浅层皮肤色素异常。中层剥脱因其可靠性、可预测性和不良反应较少，是眼周区域首选的剥脱治疗。深层剥脱常常有显著的效果，但是同时也会带来更长的恢复期和更高的并发症风险。做好恰当的患者评估和剥脱深度选择可以达到一致的治疗效果。全面了解化学损伤及其对皮肤的作用和剥脱术后的恢复过程，对避免并发症来说至关重要。化学剥脱术可以与其他辅助疗法联合治疗来改善眼周区域的皮肤质地。

## 参考文献

1. Brody HJ. History of chemical peels. In: Brody HJ, editor. Chemical peeling. St. Louis: Mosby-Year Book; 1992. p. 1-5.

2. Clark E, Scerri L. Superficial and medium-depth chemical peels. Clin Dermatol. 2008; 26(2): 209-218.

3. Morrow DM. Chemical peeling of eyelids and periorbital area. J Dermatol Surg Oncol. 1992; 18(2): 102-110.

4. Glavas IP, Purewal BK. Noninvasive techniques in periorbital rejuvenation. Facial Plast Surg. 2007; 23(3): 162-167.

5. El-Domyati M, Attia S, Saleh FY, Ahmad HM, Uitto JJ. Trichloroacetic acid peeling versus dermabrasion: a histometric, immunohistochemical and ultrastructural comparison. Dermatol Surg. 2004; 30(2 Pt 1): 179-188.

6. Monheit GD, Chastain MA. Chemical peels. Facial Plast Surg Clin North Am. 2001; 9(2): 239-255. viii.

7. Brody HJ. Variations and comparisons in mediumdepth chemical peeling. J Dermatol Surg Oncol. 1989; 15(9): 953-963.

8. Monheit GD. Medium-depth peels. Dermatol Clin. 2001; 19(3): 413-425. vii.

9. Monheit GD. Combination medium-depth peeling of the skin: the Jessner's and TCA peel. Facial Plast Surg. 1996; 12(2): 117-124.

10. Brody HJ, Hailey CW. Medium-depth peeling of the skin: a variation of superficial chemosurgery. J Dermatol Surg Oncol. 1986; 12(12): 1268-1275.

11. Landau M. Chemical peels. Clin Dermatol. 2008; 26(2): 200-208.

12. Camacho FM. Medium-depth and deep chemical peels. J Cosmet Dermatol. 2005; 4(2): 117-128.

13. Herbig K, Trussler AP, Khosla RK, Rohrich RJ. Combination Jessner's solution and trichloroacetic acid

chemical peel technique and outcomes. Plast Reconstr Surg. 2009; 124(3): 955-964.

14. Manaloto RM, Alster TS. Periorbital rejuvenation: a review of dermatologic treatments. Dermatol Surg. 1999; 25(1): 1-9. Review.

15. Landau M. Combination of chemical peelings with botulinum toxin injections and dermal fillers. J Cosmet Dermatol. 2006; 5(2): 121-126.

16. Morgenstern KE, Foster JA. Advances in cosmetic oculoplastic surgery. Curr Opin Opthalmol. 2002; 13(5): 324-330.

17. Kadhim KA, Al-Waiz M. Treatment of periorbital wrinkles by repeated medium-depth chemical peels in dark skinned individuals. J Cosmet Dermatol. 2005; 4: 18-22.

18. Mangat DS, Tansavatdi K, Garlich P. Current chemical peels and other resurfacing techniques. Facial Plast Surg. 2011; 27(1): 35-49.

19. Brody HJ. Complications of chemical peeling. J Dermatol Surg Oncol. 1989; 15(9): 1010-1019.

20. Vagotis FL, Brundage SR. Histologic study of dermabrasion and chemical peel in an animal model after pretreatment with Retin-A. Aesthetic Plast Surg. 1995; 19: 243-246.

21. Hevia O, Nemeth AJ, Taylor JR. Tretinoin accelerates healing after trichloroacetic acid chemical peel. Arch Dermatol. 1991; 127(5): 678-682.

22. McCollough EG, Hillman Jr RA. Chemical face peel. Otolaryngol Clin North Am. 1980; 13(2): 353-365.

23. Brody HJ. Complications of chemical resurfacing. Dermatol Clin. 2001; 19(3): 427-438. vii-viii. Review.

24. Wojno T, Tenzel R. Lower eyelid ectropion following chemical face peeling. Opthalmic Surg. 1984; 15(7): 596-597.

25. Collins PS. The chemical peel. Clin Dermatol. 1987; 5(4): 57-74. Review.

26. Dodenhoff TG. Transconjunctival blepharoplasty: further applications and adjuncts. Aesthetic Plast Surg. 1995; 19(6): 511-517.

27. McKinney P, Zukowski ML, Mossie R. The fourth option: a novel approach to lower-lid blepharoplasty. Aesthetic Plast Surg. 1991; 15: 293-296.

28. Gatti JE. Eyelid phenol peel: an important adjunct to blepharoplasty. Ann Plast Surg. 2008; 60(1): 14-8. discussion 19-20.

29. Litton C, Szachowicz 2nd EH, Trinidad GP. Present day status of the chemical peel. Aesthetic Plast Surg. 1986; 10(1): 1-7.

30. Carruthers A, Carruthers J. Cosmetic uses of botulinum A exotoxin. Adv Dermatol. 1997; 12: 325-347. discussion 348. Review.

# 4

# 眼周激光

## 简介和历史

眼周年轻化治疗已经从经常改变患者眼睑形状并导致衰老和凹陷外观的单纯切除性治疗，发展为保持饱满和更自然外观的多种治疗技术。我们已经认识到应该避免去除过多的上睑和下睑脂肪，以维持饱满、年轻化的眼周。更具争议性的是，是否应该尽可能避免切开下睑眼轮匝肌。实际上，存在如此多的眼周年轻化治疗技术意味着并没有对所有人都通用的完美技术。新设备的引入和旧设备的改进已经给医生们提供了许多非侵入性的治疗选择。眼周区域注射透明质酸等填充剂使我们可以获得即刻的改善效果，甚至还有更多的治疗方法。问题是各种治疗技术该何时选择，以及每种设备更加适合哪些患者。本章将回顾眼周年轻化中激光以及其他设备的使用，以及它们和外科手术的联合应用。

皮肤非手术年轻化通常可以被宽泛地分为两类——去除某些皮肤层次的治疗，以及紧致皮肤而不去除任何皮肤层次的治疗。去除某些皮肤层次可以通过皮肤磨削术、化学剥脱术或者激光治疗。皮肤磨削术是应用较为可控的方式机械性地去除皮肤最上方的几层，通常使用滚轮磨头；由于眼周皮肤较薄且活动性大，皮肤磨削术通常不作为眼周年轻化的治疗选择[1]。化学剥脱术是通过在皮肤上使用化学溶液去除表皮和（或）一部分真皮层，这种方法在数十年来一直被用于眼周年轻化。化学剥脱术有很多种组合和强度，因而有从浅层到深层的一系列治疗选择[2-3]。眼周区域的激光治疗始于 20 世纪 90 年代中期，当时是使用全区域（100% 治疗区域；图 4.1）

二氧化碳激光换肤术，并且变得非常流行。这些设备提供了更加精准的损伤，比化学剥脱术穿透的层次更浅，并且能够达到胶原收缩和真皮胶原重塑的额外益处，从而改善皮肤结构异常和使皮肤更加年轻化[4-5]。铒激光和钇 - 钪 - 镓 - 石榴石（yttrium-scandium-gallium-garnet，YSGG）激光的全区域治疗模式也被引入，并且至今仍在使用。点阵激光的引入使我们可以随时治疗皮肤的一部分或"一个像素"（图 4.2）。初始的设备是非剥脱性的，形成一个皮肤热凝固带，引起机体产生新的胶原纤维和弹力纤维（图 4.2）。随后，剥脱性点阵激光被引入，其有不同的波长，可以去除一个组织带并产生一些相邻组织的热损伤（图 4.3）。紧致皮肤而不去除任何皮肤层次的治疗在 21 世纪早期被引入，从那以后一直被改进。仅用于紧致的设备包括激光、脉冲光、射频、超声和将其中两者或两者以上结合在一起的设备。在早期阶段，很多设备并不被用于眼周区域，因为治疗器和手具太大。然而，近期的一些设备采用了特殊的眼周治疗器，我们接下来将会讨论。随着这些技术的不断发展和进步，我们不断提高治疗能力，通过非手术方法成功治疗眼周衰老。

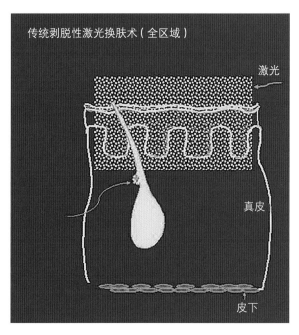

图 4.1　该示意图显示全区域剥脱性激光换肤术，在一次治疗中 100% 的表面区域被治疗到。点描区域代表已被治疗的皮肤区域。要达到期望的治疗深度可能需要多遍治疗

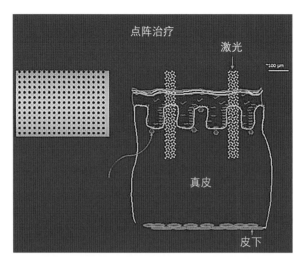

图 4.2 该示意图显示非剥脱性点阵换肤术，在组织中产生一个热凝固带；显示俯视图（左侧）和侧视图（右侧）。左图的红色圆圈和右图的点描区域表示治疗皮肤的相应区域。治疗区域的密度可以通过调节激光参数来改变；通常在每次治疗中进行1遍治疗

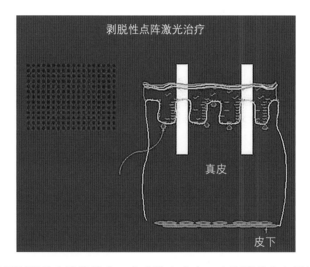

图 4.3 该示意图显示剥脱性点阵换肤术，在皮肤中产生一个剥脱柱（左侧的红点，右侧的白色柱）；显示俯视图（左侧）和侧视图（右侧）

## 解剖

眼睑皮肤是全身最菲薄的皮肤，表皮厚度约为 50 微米（μm），真皮厚度约为300 μm。上睑皮肤在接近眉毛区域逐渐增厚，下睑皮肤在接近面颊区域逐渐增厚。皮下脂肪层通常位于皮肤深面，它在眶隔前和眶周皮肤下方非常稀少，而在睑板前

皮肤下方缺失。然而，亚洲和地中海地区的患者皮肤会更厚一些，设备的参数设置也应该相应调整[6]。

上睑的感觉神经支配来源于三叉神经（$V_1$）眼支的分支，它由眶上裂穿出[7]。这支神经发出三个分支，包括泪腺神经，走向上睑外侧；额神经，其分出眶上神经和滑车上神经，支配眼睑内侧；第三支是鼻睫支，支配眶周的非眼睑结构。下睑感觉神经支配受三叉神经（$V_2$）上颌部分的终支供应，即由眶下孔穿出的眶下神经[7]。

## 适应证

对于眼周换肤治疗，激光通过表皮和真皮的剥脱去除细纹及皱纹，以及通过机体自然的创伤愈合反应来紧致皮肤。与传统的眼睑成形术相比，激光年轻化是真正地在治疗皮肤弹性，而眼睑结构没有受到影响。经结膜入路下睑成形术和去皮眼睑成形术可以与激光换肤 / 紧致进行联合治疗，我们之后会讨论。禁忌证包括活动性感染、瘢痕疙瘩病史和深层化学剥脱术后。

## 麻醉

眼周激光和设备治疗可使用全身麻醉、静脉镇静、局部麻醉、表面麻醉、强冷气镇痛，或者不使用麻醉镇痛，具体取决于所使用的设备和参数设置。一般来说，更强烈的剥脱和紧致设备需要更高级别的麻醉。通常，单独的眼周激光换肤可以在使用局部麻醉剂做区域阻滞麻醉下施行。根据临床查体和基础解剖学原则进行眶上和眶下神经阻滞，通常可以在术中和术后几小时内为患者提供足够的舒适度[8]。在需要置入润滑的眼盾的情况下，置入眼盾前使用结膜麻醉滴眼液（例如盐酸丁卡因滴眼液 USP 0.5%，Bausch & Lomb，Inc.，Tampa，FL）非常有帮助。然而，与其他治疗一样，所需的麻醉级别将取决于患者的整体健康情况和患者的焦虑度 / 疼痛耐受度。

## 激光治疗的安全性

在任何情况下，对所有患者和操作员工维持激光安全性是必要的。已经有很好的关于激光安全性的指南出版，包括火险、需要的应急装备和烟雾吸入装置[9-10]。指南包括不可燃性手术准备和治疗巾、用生理盐水湿润的毛巾 / 纱布、特殊涂层的不反射激光光束的器械、一个激光安全清单、在治疗区域做恰当标识，以及尽可能由认证人员操作。手术室员工应该接受激光安全规范方面的教育。

操作人员必须做好眼部防护，护目镜的选择取决于所用的激光波长。另外，保护患者的眼睛，防止意外的激光损伤至关重要。最常见的方式是在眼内使用眼科表面麻醉（参见"麻醉"部分），将无菌润滑剂涂于一个非反射性不锈钢眼盾上，在进行眼周治疗前将眼盾小心地置入每侧眼睛中（图4.4）。然后，在治疗结束时取出眼盾，并对眼睛进行冲洗以去除润滑剂。眼部防护的供应商有很多，而我们更推荐Oculo-Plastik，Inc.（Montreal，QC）的产品。黄金护具有时在进行眼周光学基础的加热治疗中会被使用，因为黄金护具有更低的热传导性。应避免在眼周激光治疗中使用非金属护具（例如塑料）。在进行面部而非眼周治疗时，使用特定的外部（非眼内）护具覆盖。

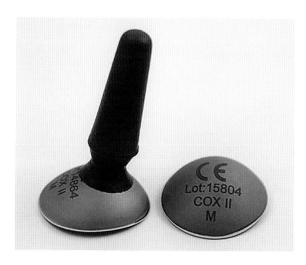

图 4.4　不锈钢保护眼盾

## 全区域换肤术与点阵换肤术的比较

全区域换肤术是指100%的治疗区域接受剥脱和（或）剥脱加组织热凝固（图4.1）。愈合过程从损伤处深层的组织附属器（例如毛囊）开始。治疗深度和剥脱及热凝固的多少取决于所使用的激光与参数。这与点阵治疗不同，点阵方式只治疗该区域的一部分或一定比例（图4.2和图4.3）。当需要一次治疗即取得较显著的紧致效果时可使用全区域换肤术，但是代价是更长的修复时间。相比之下，点阵治疗通常需要进行一个疗程的治疗，每次的修复时间更短。目前全区域换肤术有三种激光：二氧化碳激光、铒激光和 YSGG 激光。

## 二氧化碳激光全区域换肤术

二氧化碳激光全区域模式是最初被使用并流行起来的眼周换肤治疗。它的波长是 10 600 纳米（nm），其色基或称靶组织是水，优先吸收激光能量。这些激光通常剥脱去除 75 μm 的组织，并遗留残余热损伤层（75~100 μm），但组织剥脱量和遗留热损伤量最终取决于所使用的激光参数。最初的二氧化碳系统使用连续模式，这会产生过多的热损伤，从而导致不希望出现的瘢痕等后遗症。新一代二氧化碳设备被改进，允许更小量的能量作用于皮肤。在 20 世纪 90 年代中期，这两项技术被广泛应用。Ultrapulse® 激光（Lumenis Ltd.，Yokneam，Israel）输出短脉冲光，而 SilkTouch™ 和 FeatherTouch™ 激光（Lumenis Ltd.，Yokneam，Israel）使用一个光机械扫描仪以螺旋模式扫描一个连续激光光束。这两个系统都实现了让激光束在更短的时间内作用于皮肤表面，达到可控的组织剥脱和组织热凝固量。目前的系统使用的是这些原始二氧化碳系统的变异型。

## 铒激光全区域换肤术

铒/钇-铝-石榴石（yttrium–aluminum–garnet，YAG）激光（2940 nm）相对二氧化碳激光，能更有效率地剥脱组织并留下更少的残余热损伤（5~10 μm），它的吸收系数比二氧化碳激光大 10 倍。由于这些特性，输出的能量密度（fluence）与组织剥脱之间基本上是一个线性关系，1 $J/cm^2$ 的能量去除 3~4 μm 的组织。这意味着重复遍数能产生有效的剥脱，且没有附加的残余热损伤。举例来说，在组织剥脱深度和残余热损伤方面，用 10 $J/cm^2$ 的参数做 2 遍治疗等于用 20 $J/cm^2$ 的参数做 1 遍治疗。可以用铒 /YAG 设备进行浅层和深层换肤，更深层的治疗可以提供相应更明显的疗效，但恢复期也会延长。

可变脉冲铒 /YAG 系统（Sciton，Inc.，Palo Alto，CA）改变了激光输出能量的模式，提供一个短的剥脱性铒脉冲，接下来是一个更长的亚剥脱性脉冲。剥脱性脉冲去除组织，而亚剥脱性脉冲造成可控的热损伤。这些设备可以达到比不可变脉冲宽度铒激光更明显的皮肤紧致效果。它们允许剥脱深度和热损伤深度的变化，从而实现了可变的临床效应。

# YSGG 激光全区域换肤术

与 2940 nm Er/YAG 激光相似，2790 nm 钇 - 钪 - 镓 - 石榴石（yttrium-scandium-gallium-garnet）或称 YSGG（Pearl ™ Cutera，Inc.，Brisbane，CA）激光有更小的亲水性。在全区域模式下，该设备剥脱 20~30 μm 组织，造成约 20 μm 的残余热损伤。为了达到更深层的治疗，可以增加治疗遍数。

# 离子束换肤术

离子束换肤系统使用射频能量将氮气转变为离子束来产生组织剥脱和热损伤。这些设备与激光换肤术的不同之处在于离子束系统产生一个凝固性焦痂，可以保持在原位而起到生物性敷料保护作用，直到皮肤表皮再生。使用该设备进行 1 遍治疗的恢复期约为 7 天。该设备近期又被再次引入市场，可以改善轻到中度面部皱纹、皮肤异色和皮肤质地 [11-13]。

# 点阵换肤术

点阵换肤术是指一部分的治疗区域接受激光治疗，而另一部分未接受治疗。愈合开始于损伤区域周围和深层的未损伤组织。如前所述，点阵换肤术分为"非剥脱性"即设备产生一个热凝固组织带（图 4.2），或"剥脱性"即设备去除一个组织带，可以有或没有损伤孔洞周围或下方组织的热损伤（热凝固组织）（图 4.3）。治疗深度和剥脱量及热凝固量取决于使用的激光及其参数。

## 非剥脱性点阵换肤术

非剥脱性点阵换肤术的先驱是 Manstein，他在 2004 年开创了一个 1.5 μm 的原型激光器，产生一个激光微暴露阵列，称为微治疗区（microscopic treatment zones，MTZ）[14]。原始文献讨论了对于眼周皮肤的治疗得到 2.1% 的线性收缩和 18% 的皱纹改善。这一原创性研究促使了不同的制造厂家研发出若干激光设备，现在称为非剥脱性点阵激光（图 4.2）。这些激光的色基仍然是水。这些激光的波长包括 1440 nm、1470 nm、1540 nm 和 1550 nm。这些设备造成的热损伤区宽度不同，从 100~400 μm 不等。总体来说，设备的能量和参数决定了产生的热损伤区的最大深度。治疗密度的定义为每平方厘米中 MTZ 的数量。密度和光斑大小决定了治疗区域，可以依据设备、参数和治疗遍数在小于 5%~70% 的范围。当考虑到治疗深度时，可以确定一个三维的治疗区域。表皮愈合会非常迅速地开始——在 24~72 h 以内，在深层组织中会有一个炎性反应产生，引起维持数周到数月的胶原重塑。要达到理想的改善需要多次治疗，通常可以每月进行一次治疗，在大多数患者中可达到 25%~62% 或者更多的皮肤紧致效果[15-17]。

## 剥脱性点阵换肤术

与非剥脱性点阵换肤术类似，剥脱性点阵换肤术也是由激光设备产生一个组织损伤阵列。不同之处在于剥脱性激光不是造成一个热损伤区域，而是造成一个组织去除区域（图 4.3）。有三种激光目前用于剥脱性点阵换肤术——二氧化碳激光、铒激光和 YSGG 激光。与全区域换肤术相似，这些激光在组织剥脱量和残余热损伤量方面存在差异。当对眼周皱纹进行二氧化碳和铒激光点阵激光对比治疗时，两种治疗模式仅进行 1 遍治疗后，皱纹深度均减少 20%[18]。其他作者报道，通过使用稍微更强烈的激光参数或者在单次治疗中增加治疗遍数，结果显示对于眼周皱纹有超过 50% 的改善，对于眼睑皮肤赘余有 42% 的缓解，而且还发现治疗可获得持久的效果[19-21]（图 4.5）。

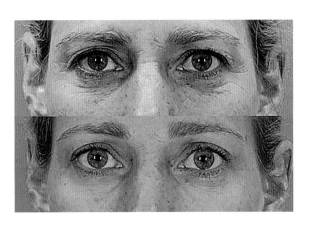

图 4.5　患者照片显示点阵可变脉宽铒激光换肤术前皮肤质地（上图）和术后皮肤质地（下图）

## 射频

已证实眼周射频非手术治疗可以改善皮肤质量和质地[22]。一个市场上的设备——Pellevé®（Ellman International，Inc.，Oceanside，NY）已被专门推广和销售用于眼周年轻化（图 4.6）。理论上，该设备的持续热作用会导致一个炎性反应和继发的胶原重塑[23-24]。对于光老化不是很严重和皱纹较浅的患者，在眼周区域使用这台设备可以使眉毛提升 3.5 mm，使上睑皱褶提升 1.84 mm（提示紧致），并且患者在治疗后 8 周时主观评价眼周皱纹改善[25]。进行一疗程的 6 次治疗后，发现患者有平均 50% 的改善，并且在 30%~46% 的患者中效果维持 1 年[26]。

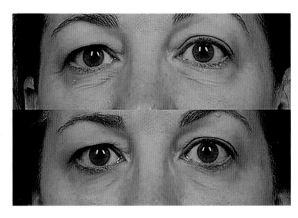

图 4.6    一位 52 岁患者在一个疗程 4 次 Pellevé® 治疗（射频）下睑前（上图）和治疗后 1 年（下图）

## 微点阵超声波

微点阵超声波是一个既能提供诊断又能提供治疗的超声紧肤治疗设备。这种非侵入性设备称为 Ulthera®，其治疗称为 Ultherapy®（Ulthera，Inc.，Mesa，AZ）。该设备在超声技术精确设定的深度造成点阵热损伤，仅有少量不适感和一过性红斑[27]（图 4.7）。目前，不同的治疗头使用不同的深度——4.5 mm、3 mm 和 1.5 mm。相关研究正在评估其在眼周区域的应用情况。有人建议，其热损伤区可以通过可控的热量发射来去除脂肪或者紧致眶隔。

## 眼睑年轻化的单纯激光治疗

在有眼周衰老诉求的患者中，如果有明显的鱼尾纹，眼睑皮肤变薄、变皱，中

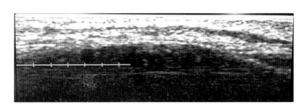

图 4.7　在紧肤治疗中使用 Ulthera® 设备的下睑脂肪垫中部超声成像案例。注意骨性眶缘（黑色）和覆盖其上的眼睑软组织层次（肌肉、脂肪和皮肤）

度至重度皱纹，但没有明显的赘余皮肤，单纯激光治疗是一种非常有效的治疗方案，可以减龄至少 2.5 岁 [28]。这一治疗有助于紧致皮肤并改善皱纹外观 [29]。

　　问题在于使用哪种设备以及使用什么参数？如前所述，大多数眼周换肤术的早期治疗是使用全区域二氧化碳激光设备。其效果非常显著，但是 21 世纪之后，人们对这种设备的兴趣逐渐减弱了，因为恢复时间很长，而且会导致包括色素减退在内的并发症。

　　我们根据患者的病理表现和恢复时间来决定使用的设备及治疗。对于有下睑皮肤松弛和细纹、赘余皮肤较少、I~IV 型皮肤类型，以及有足够 "误工期" 用来恢复的患者，我们倾向于全区域皮肤重建术。对于 Sciton，Inc.（Palo Alto，CA）可变脉宽铒 /YAG 2940 nm 激光行眼睑换肤术，我们有大量的临床经验 [30-31]。每位患者的治疗参数都不同，但我们的常用参数是使用 80 μm 剥脱和 50 μm 热凝固进行两遍治疗。我们对上睑和下睑使用同样的参数，对整个上、下睑区域一直到眼线处进行治疗（图 4.8~4.10）。

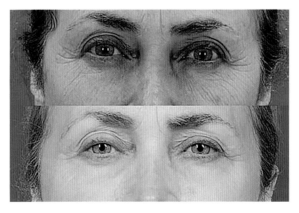

图 4.8　一位 64 岁患者可变脉宽铒激光全区域换肤治疗前（上图）和治疗后 2 年（下图）。注意眼周皱纹以及皮肤质地和颜色的改善

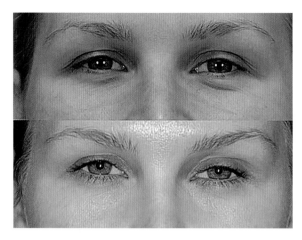

图 4.9　一位 39 岁患者激光换肤治疗前（上图）和治疗后 3 年（下图）。注意这位患者下睑皮肤和肤色呈现更加年轻化的改善

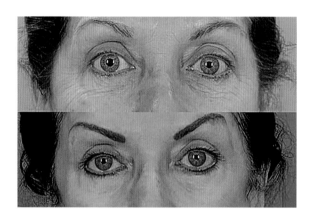

图 4.10　一位 58 岁患者眼周区域铒激光全区域换肤治疗前（上图）和治疗后 5 年（下图）

对于有下睑松弛和细纹、Ⅰ~Ⅳ型皮肤类型，且恢复期有限的患者，我们倾向于使用剥脱性点阵设备——二氧化碳激光或可变脉宽铒激光均可。

## 激光作为手术附加治疗

与 Hidalgo 描述的使用手术和化学剥脱术的下睑整合治疗相似，激光换肤术对于很多眼周衰老患者是一个重要的附加治疗 [32]。眼睑手术治疗可以使患者的外貌年龄减少约 2 岁，当结合激光换肤术时，可能会减龄更多 [28]。一些作者认为，与更传统的换肤术相比，将激光和眼睑成形术联合应用实际上可以达到更佳的效果并缩短误工期 [33-34]。

对于大部分皮肤松垂的患者，需进行上睑皮肤切除联合或不联合脂肪去除（图4.11）。附加的全区域二氧化碳激光或可变脉宽激光（铒激光）换肤术，可以在眼睑成形术缝合线上方或下方进行治疗。下睑换肤术如上文所述。从技术上讲，上睑成形术后切口缝合应该使用皮下缝合，我们倾向使用5-0聚丙烯缝线。置入保护性激光眼盾后，按上述方法进行激光换肤治疗，距离缝合线1~2 mm以上。最后，沿手术切口间隔的位点行不可吸收线间断缝合来加强切口闭合。重要的是要在激光换肤治疗之后置入这些缝线，以防止烧断/熔化缝线而带来切口边缘分离的问题。

对于下睑年轻化，激光换肤治疗用于经结膜入路眼睑成形术联合脂肪去除或复位的附加治疗（图4.12），已证实它可以减少单纯去除脂肪而实际上会带来的下睑细纹增加[35]。对于一些组织赘余程度超过激光紧肤能力的患者，通常会在激光换肤治

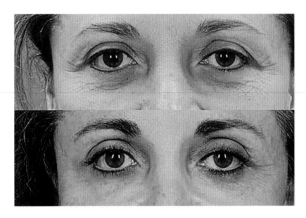

图4.11　一位62岁患者下睑可变脉宽铒激光换肤术和上睑成形术治疗前（上图）及治疗后1年（下图）

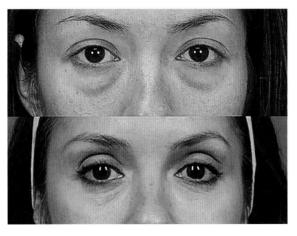

图4.12　下睑经结膜入路眼睑成形术联合上、下睑铒激光全区域换肤治疗前（上图）和治疗后8年（下图）

疗前先做一个去皮眼睑成形术（图 4.13）。由于这些治疗不做皮肤游离，故激光换肤治疗可以安全地与手术同时进行，参数设置与单纯使用激光进行眼周年轻化治疗没有差别[36]。激光换肤治疗的范围一直到切口边缘，然后使用 6-0 聚丙烯缝线进行连续缝合。如上文所述，在激光换肤治疗之后进行切口缝合是为了避免烧断缝线。对于那些明确有下睑松垂的患者，会在手术结束时进行一个暂时的睑缘缝合术以避免睑外翻的问题。

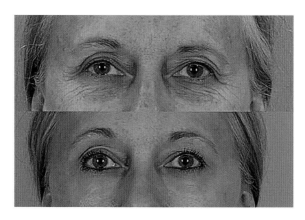

图 4.13　术前（上图）和早期术后患者案例（下图）。术后照片显示去皮眼睑成形术和可变脉宽铒激光换肤治疗后 8 个月效果

## 患者评估

在术前进行患者评估时，应评估误工期长短、患者预期、Fitzpatrick 皮肤类型、种族、干眼症状或病史、皮肤赘余程度、褶皱、下睑松弛（用牵拉试验评估），以及经济状况。基于这些评估和上述治疗方案中包括的适应证，患者和医生可以选择最佳的治疗方案。对于更深层的全区域治疗，充足的恢复时间是必需的，并且需要充分地与患者沟通（通常 2 周）。激光换肤治疗通常用于 Fitzpatrick Ⅰ～Ⅳ 型皮肤类型，对于Ⅳ型皮肤类型的患者，在术后管理中需要给予特殊关注以避免炎症后色素沉着。我们一般不会对Ⅴ型和Ⅵ型皮肤类型患者进行眼周换肤治疗。与任何眼睑治疗一样，对于有干眼症病史的患者必须给予特殊护理。我们在激光换肤治疗前通常不进行泪液分泌试验（Schirmer's test），因为我们认为激光换肤术后下睑回缩的程度几乎可以忽略不计。然而，治疗前会进行牵拉试验来评估下睑松弛，对于几乎没有松弛的患者需要在换肤术后接受一个暂时的睑缘缝合术。

## 激光换肤治疗步骤

1. 如上文所述进行术前评估。

2. 注意采取激光防范措施（参见"激光安全"部分）。在各种出版物中有很多关于激光安全程序的非常好的描述。具体对于眼周激光治疗而言，眼内防护盾是必须使用的。我们倾向使用拉丝不锈钢眼盾，因为它可以延迟热吸收（图 4.4；Oculoplastik；Montreal，QC）。先使用表面麻醉，然后将眼盾涂上无菌眼药膏并置入眼内。

3. 麻醉——眼周激光换肤治疗可以在全麻、静脉镇静或局部麻醉下进行。表面麻醉通常不用在眼睑，因为有角膜刺激的风险。仅使用 Zimmer 制冷器（LaserMed，LLC；Irvine，CA）进行冷气麻醉，可用于浅层换肤术。如果使用局部麻醉，必须在置入眼盾后进行麻醉，否则眼盾难以置入。

4. 治疗——先行眼睑成形术，然后用 5-0 聚丙烯缝线做皮内缝合。然后对所使用的设备进行恰当的参数设置来进行眼周换肤治疗（即使对于相同波长的激光，不同生产厂家的设备也会有差异）[37]。我们倾向使用 Sciton, Inc.（Palo Alto，CA），可变脉宽的铒激光（TRL，可调节换肤激光）。尽管参数会有变化，但我们通常倾向使用的参数是用 80 μm 剥脱和 50 μm 热凝固做两遍治疗[38]。可以根据患者的皱纹程度和皮肤厚度调高或降低参数设置。我们使用同样的参数进行上睑和下睑的治疗，上睑治疗区域从眉毛到眼线，下睑治疗区域从眼线到睑颊结合处。如果进行全面部换肤治疗，则不需要再单独治疗眼周。

5. 去除眼盾，使用无菌生理盐水冲洗眼睛以去除润滑剂。

6. 如果进行下睑去皮或者上睑间断聚丙烯线缝合，对开放性伤口进行缝合（通常在上睑做一些缝合，因为患者在清洁皮肤时偶尔会带出它们的皮下缝合线）。

7. 如果符合适应证，则在外侧进行暂时的睑缘缝合术[39]。

8. 使用闭合剂，例如凡士林、Aquaphor 修复软膏（Beiersdorf, Inc., Wilton, CT）或 EltaMD® 激光术后软膏（Swiss American Products，Carrollton，TX）。

## 术后护理

关于术后护理规范已有文献介绍，但这里我们介绍我们的方案[40-41]。指导患者轻柔地清洁治疗区域，使用 10~12 oz（300~600 ml）水混合少量 Cetaphil®（Galderma

Laboratories；Ft Worth，TX）和过氧化氢，每天 3~4 次。我们观察到患者常常从术后第 1 天就开始评估愈合情况。愈合时间根据激光换肤术的深度不同而不同。对于更深层的换肤治疗，愈合时间也会更长。上文提到的闭合剂用于清洁后的皮肤，可以根据需要全天反复使用，直到表皮形成的过程完成——通常为 5~7 天，但也会根据换肤治疗的深度而变化[42]。表皮再生完成后，患者过渡为使用水、Cetaphil® 洁面乳和一种闭合性较低的保湿剂如 EltaMD®。另外，告知患者防晒的重要性，并开始使用以锌或钛为基础的防晒霜。最后，让患者在多种护肤产品中选择一种开始使用。一个全区域铒激光换肤治疗的典型愈合过程如图 4.14 所示。

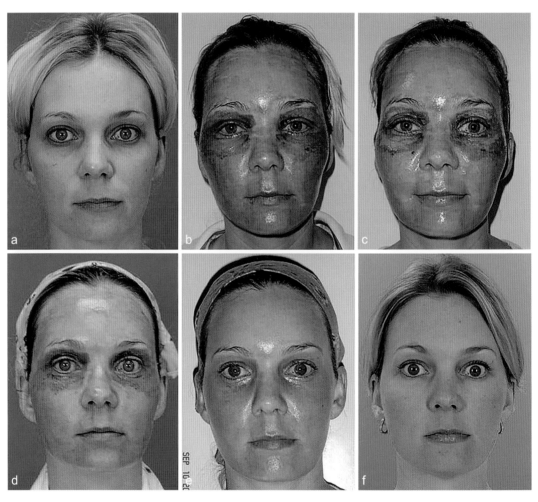

图 4.14　这一系列照片显示患者全区域可变脉宽铒激光换肤术后的典型修复过程。（a）治疗前；（b）激光术后 2 天；（c）激光术后 3 天；（d）激光术后 4 天；（e）激光术后 8 天；（f）激光术后 6个月

# 并发症

眼睑激光换肤术相关的潜在并发症与常规激光换肤术的并发症没有明显差异。很多潜在并发症可以通过全面的术前评估和恰当的患者选择来避免[43]。较常见的激光换肤术并发症包括色素减退和色素沉着（暂时性或永久性）、持久红斑、细菌/病毒/真菌感染、延迟愈合、眼部损伤和瘢痕形成。单纯疱疹病毒感染是一个众所周知的并发症，即使在没有唇疱疹病史的患者中也可能出现。术前应给予患者适当口服抗病毒药物，在术后7~10天内持续用药。罕见并发症已有报道，包括弹力纤维的去除和由此产生的紫红色丘疹[44]。正如在上文激光安全中所讨论的，一般的激光风险包括火险，应该采取防范措施来保护激光治疗区域附近的所有人员[45]。

粘连是指治疗区域皮肤（通常在下睑）在激光换肤术后愈合在一起（图4.15）。治疗方法是在愈合期间将这些区域分离开。如果愈合允许，可以切开一条线而风险是表皮吸收导致的囊肿形成。

色素后遗症在深色皮肤类型和晒黑皮肤的患者中更为常见。虽然很多医生经常避免给Fitzpatrick V~VI型皮肤类型的患者进行激光治疗，但如果能够采取某些预防措施，那么某些设备是可以使用的[46]。粟丘疹是良性的、角质填充的囊肿，常继发于剥脱性激光换肤术，常见于眼睑。虽然这些并不是真正的并发症，但由于会让患者感到烦恼而应该加以讨论。如果出现粟丘疹，可以在诊室内使用小号皮下注射针头将其轻易去除。

采用激光换肤术行眼睑年轻化治疗需要特别关注的问题是它的风险，如睑外翻

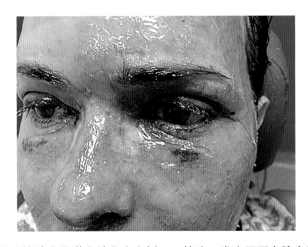

图4.15　眼周激光换肤术的潜在并发症案例——粘连，发生于可变脉宽铒激光换肤术后

和眼睑异位、干眼症、虹膜激光损伤，以及眼盾导致的角膜损伤。眼周皱纹激光治疗也同样有众所周知的常规眼周年轻化治疗相关的风险[47]。在眼周这种敏感区域进行过于激进的治疗或者持续的术后感染，会导致永久性瘢痕或暴露性角膜病变[48-49]。需要对患者进行以下几方面的评估，包括眉毛位置、眼睑松弛度、干眼症、视力障碍、眼睑不对称、巩膜显露和负向量。应该在术前指出阳性结果，继而与患者讨论阳性结果将如何影响治疗效果以及会有怎样的风险。很重要的是与患者沟通不对称的问题，因为患者在术后会更容易发现不对称的问题，而且还应与患者沟通可以在术中对不对称加以矫正。应该采取防范措施来保护患者，以免发生不应有的风险，并避免这些选择性治疗带来的并发症。例如，就像在下睑松弛患者中所讨论过的，我们在进行完眼周年轻化治疗的激光部分后，做了一个暂时性的睑缘缝合术。如果有任何问题，应将患者转诊到眼科医生处评估，以获得术后建议。

## 小结

眼周年轻化治疗自出现以来取得了突飞猛进的发展，并随着新技术的应用不断改进。尽管手术技术和疗效很好，但对一些患者来说，单靠手术并不能达到他们的审美目标，需要进行附加治疗。一些作者已经指出了双管齐下（手术和非手术）联合治疗的优势[32,50-52]。然而，对于并不经常做这些治疗的临床工作者，过多的治疗选择可能会给他们带来困惑。了解这些已有的治疗方案非常重要，先要熟悉这些治疗的适应证、风险和技术方面，然后再尝试自己进行操作[2,53-57]。手术治疗对于眼周年轻化是至关重要的，然而激光换肤术也是一个非常实用的工具，可以单独使用，也可以与手术结合使用。

## 参考文献

1. Baker TM. Dermabrasion: as a complement to aesthetic surgery. Clin Plast Surg. 1998; 25(1): 81-88.
2. Deprez P. Textbook of chemical peels: superficial, medium, and deep peels in cosmetic practice. Oxfordshire: Taylor & Francis; 2007.
3. Baker TJ, editor. Skin resurfacing. Clin Plast Surg. 1998; 25(1): 1-53.
4. Fulton Jr JE, Barnes T. Collagen shrinkage (selective dermaplasty) with the high-energy pulsed carbon dioxide laser. Dermatol Surg. 1998; 24(1): 37-41.
5. Felder DS. $CO_2$ laser skin resurfacing in oculoplastic surgery. Curr Opin Opthalmol. 1996; 7(5): 32-37.
6. Kang DH, Choi JH, Koo SH, Park SH. Laser blepharoplasty in Asians. Ann Plast Surg. 2002; 48(3): 246-251.

7. Gladstone GJ, Black EH, Rose Jr JG, Sierra CA, Myint S, Brazzo BG, et al. Oculoplastic surgery atlas: eyelid disorders. New York: Springer; 2002.

8. Ismail AR, Anthony T, Mordant DJ, MacLean H. Regional nerve clock of the upper eyelid in oculoplastic surgery. Eur J Ophthalmol. 2006; 16(4): 509-513.

9. American Society for Laser Medicine and Surgery: Wausau, WI. http: //www.aslms.org/professional/.

10. American National Standard for Safe Use of Lasers, 2011; ANSI Z136.3. Laser Institute of America. http: //www.lia.org/store/ANSI%20Z136%20 Standards and www.lasersafety.org/uploads/pdf/Z136_3_s.pdf

11. Bentkover SH. Plasma skin resurfacing: personal experience and long-term results. Facial Plast Surg Clin North Am. 2012; 20(2): 145-162.

12. Weber SM, Downs BW, Ferraz MB, Wang TD, Cook TA. Facial resurfacing with coblation technology. Medscape J Med. 2007; 10(7): 155.

13. Kilmer S, Semchyshyn N, Shah G, Fitzpatrick R. A pilot study on the use of a plasma skin regeneration device (Portrait PSR3) in full facial rejuvenation procedures. Lasers Med Sci. 2007; 22(2): 101-109.

14. Manstein D, Herron GS, Sink RK, Tanner H, Anderson RR. Fractional photothermolysis: a new concept for cutaneous remodeling using microscopic patterns of thermal injury. Lasers Surg Med. 2004; 34(5): 426-438.

15. Tierney PE, Hanke CW, Watkins L. Treatment of lower eyelid rhytids and laxity with ablative fractionated carbon-dioxide laser resurfacing: Case series and review of the literature. J Am Acad Dermatol. 2011; 64(4): 730-740.

16. Sukal SA, Chapas AM, Bernstein LJ, Hale EK, Kim KH, Geronemus RG. Eyelid tightening and improved eyelid aperture through nonablative fractional resurfacing. Dermatol Surg. 2008; 34(11): 1454-1458.

17. Foster KW, Kouba DJ, Fincher EE, Glicksman ZS, Hayes J, Valerie F, et al. Early improvement in rhytids and skin laxity following treatment with a combination fractional laser emitting two wavelengths sequentially. J Drugs Dermatol. 2008; 7(2): 108-111.

18. Karsai S, Czarnecka A, Jünger M, Raulin C. Ablative fractional lasers (CO(2) and Er: YAG): a randomized controlled double-blind split-face trial of the treatment of peri-orbital rhytids. Lasers Surg Med. 2010; 42(2): 160-167.

19. Kotlus BS. Dual-depth fractional carbon dioxide laser resurfacing for periocular rhytidosis. Dermatol Surg. 2010; 36(5): 623-628.

20. Mezzana P, Scarinci F, Costantino A, Marabottini N, Valeriani M. Lower eyelid ablative fractional resurfacing: a new technique to treat skin laxity and photoaging. Acta Chir Plast. 2010; 52(2-4): 35-38.

21. Fitzpatrick RE, Rostan EF, Marchell N. Collagen tightening induced by carbon dioxide laser versus erbium: YAG laser. Lasers Surg Med. 2000; 27(5): 395-403.

22. Ruiz-Esparza J. Noninvasive lower eyelid blepharoplasty: a new technique using nonablative radiofrequency on periorbital skin. Dermatol Surg. 2004; 30 (2 pt 1): 125-129.

23. Goldstein SM. Ocular surface temperature changes associated with Pellevé radiofrequency treatment. American Society of Ophthalmic Plastic and Reconstructive Surgery Annual Fall Scientific Symposium Presentation, Oct 2011. http: //www.pelleve. com/clinical-publications.html

24. Stampar M. The Pelleve procedure: an effective method for facial wrinkle reduction and skin tightening. Facial Plast Surg Clin North Am. 2011; 19(2): 335-345.

25. Javate RM, Cruz RT. Use of an imaging device after nonablative radiofrequency (Pellevé) treatment of periorbital rhytids. American Society of Ophthalmic Plastic and Reconstructive Surgery Annual Fall Scientific Symposium Presentation, Oct 2011. http: // www.pelleve.com/clinical-publications.html

26. Taub AF, Tucker RD, Palange A. Facial tightening with an advanced 4-MHz monopolar radiofrequency

device. J Drugs Dermatol. 2012; 11(11): 1288-1294.

27. Gliklich RE, White WM, Slayton MH, Barthe PG, Makin IR. Clinical pilot study of intense ultrasound therapy to deep dermal facial skin and subcutaneous tissues. Arch Facial Plast Surg. 2007; 9(2): 88-95.

28. Swanson E. Objective assessment of change in apparent age after facial rejuvenation. J Plast Reconstr Aesthet Surg. 2011; 64(9): 1124-1131.

29. Alster TS, Bellew SG. Improvement of dermatochalasis and periorbital rhytids with a high-energy pulsed $CO_2$ laser: a retrospective study. Dermatol Surg. 2004; 30(4 Pt 1): 483-487.

30. Lieb WE, Klink T, Münnich S. $CO_2$ and erbium YAG laser in eyelid surgery. A comparison. Ophthalmologe. 2000; 97(12): 835-841. German.

31. Millman AL, Mannor GE. Histologic and clinical evaluation of combined eyelid erbium: YAG and $CO_2$ laser resurfacing. Am J Ophthalmol. 1999; 127(5): 614-616.

32. Hidalgo DA. An integrated approach to lower blepharoplasty. Plast Reconstr Surg. 2011; 127(1): 386-395.

33. Kim EM, Bucky LP. Power of the pinch: pinch lower lid blepharoplasty. Ann Plast Surg. 2008; 60(5): 532-537.

34. Punthakee X, Keller GS, Vose JG, Stout W. New technologies in aesthetic blepharoplasty and brow-lift surgery. Facial Plast Surg. 2010; 26(3): 260-265.

35. Perkins SW, Batniji RK. Rejuvenation of the lower eyelid complex. Facial Plast Surg. 2005; 21(4): 279-285.

36. Carter SR, Seiff SR, Choo PH, Vallabhanath P. Lower eyelid CO(2) laser rejuvenation: a randomized, prospective clinical study. Ophthalmology. 2001; 108(3): 437-441.

37. Alster TS. Comparison of two high-energy, pulsed carbon dioxide lasers in the treatment of periorbital rhytids. Dermatol Surg. 1996; 22(6): 541-545.

38. Harris DM, Fried D, Reinisch L, Bell T, Schachter D, From L, et al. Eyelid resurfacing. Lasers Surg Med. 1999; 25(2): 107-122.

39. Rosenburg GJ. Temporary tarsorrhaphy suture to prevent or treat scleral show and ectropion secondary to laser resurfacing or laser blepharoplasty. Plast Reconstr Surg. 2000; 106(3): 726-727.

40. Weinstein C. Postoperative laser care. Clin Plast Surg. 2000; 27(2): 251-262.

41. Weinstein C, Ramirez OM, Pozner JN. Postoperative care following $CO_2$ laser resurfacing: avoiding pitfalls. Plast Reconstr Surg. 1997; 100(7): 1855-1866.

42. Mannor GE, Phelps RG, Friedman AH, Meltzer M. Eyelid healing after carbon dioxide laser skin resurfacing: histological analysis. Arch Ophthalmol. 1999; 117(7): 913-916.

43. Weinstein C, Pozner JN, Ramirez OM. Complications of carbon dioxide laser resurfacing and their prevention. Aesthet Surg J. 1997; 17(4): 216-225.

44. Richert SM, Bridenstine J. Transepidermal elimination of elastic fibers after carbon dioxide laser resurfacing. A report of two cases. Dermatol Surg. 1998; 24(2): 275-278.

45. Sheinbein DS, Loeb RG. Laser surgery and fire hazards in ear, nose, and throat surgeries. Anesthesiol Clin. 2010; 28(3): 485-496.

46. Ho SGY, Chan HHL. Laser treatment of ethnic skin. In: Hruza G, Avram M, editors. Lasers and lights. 3rd ed. London: Elsevier Saunders; 2013.

47. Mack WP. Complications in periocular rejuvenation. Facial Plast Surg Clin North Am. 2010; 18(3): 435-456.

48. Fife DJ, Fitzpatrick RE, Zachary CB. Complications of fractional $CO_2$ laser resurfacing: four cases. Lasers Surg Med. 2009; 41(3): 179-184.

49. Mieziak AI, Gottsch JD, Iliff NT. Exposure keratopathy after cosmetic $CO_2$ laser skin resurfacing. Cornea.

2000; 19(6): 846-848.

50. Trelles MA, Brychta P, Stanex J, Allones I, Alvarez J, Koegler G, et al. Laser techniques associated with facial aesthetic and reparative surgery. Facial Plast Surg. 2005; 21(2): 83-98.

51. Roberts 3rd TL. The emerging role of laser resurfacing in combination with traditional aesthetic facial plastic surgery. Aesthetic Plast Surg. 1998; 22(2): 75-80.

52. Roberts 3rd TL. Laser blepharoplasty and laser resurfacing of the periorbital area. Clin Plast Surg. 1998; 25(1): 95-108.

53. Pozner JN, DiBernardo BE, Bass LS. Laser resurfacing. In: Hruza G, Avram M, editors. Lasers and lights. 3rd ed. London: Elsevier Saunders; 2013.

54. Goldberg DJ. Lasers for facial rejuvenation. Am J Clin Dermatol. 2003; 4(4): 225-234.

55. Papadavid E, Katsambas A. Lasers for facial rejuvenation: a review. Int J Dermatol. 2003; 42(6): 480-487.

56. Bernstein EF, Andersen D, Zelickson BD. Laser resurfacing for dermal photoaging. Clin Plast Surg. 2000; 27(2): 221-240.

57. Manaloto RM, Alster TS. Periorbital rejuvenation: a review of dermatologic treatments. Dermatol Surg. 1999; 25(1): 1-9.

# 5

# 射频/超声技术

## 简介

尽管近期美容技术方面的研究使皮肤年轻化的手术与非手术手段都取得了很大进展，但后者在美国有更大的市场需求。从 1997 年到 2011 年，外科手术的数量几乎翻了一番，从 939 192 例增加到 1 638 524 例；而非手术的数量增加了十倍多，从 740 751 例增加到 7 555 986 例 [1]。在美国面部整形与重建外科学会（American Academy of Facial Plastic and Reconstruction Surgery）的成员中，2011 年最明显的美容趋势是非手术美容治疗量的增加，这实际上推迟了侵入性的手术治疗 [2]。

侵入性和非侵入性的治疗方式有明显的区别，这使得侵入性的手术方式得到一定的青睐 [3-5]。尽管如此，非手术皮肤年轻化治疗可以让患者的误工期缩短，治疗过程更快，并发症更少，潜在的成本降低，使其更受消费者的欢迎。此外，这些手术能够在不使用镇痛或麻醉剂或用量最小的情况下进行，进一步减少了风险和恢复时间。本章将探讨两种非手术面部年轻化方法——射频（radiofrequency，RF）和超声。我们将重点讨论眼周区域，但一些讨论内容也涉及其他面部区域。

射频已经成为许多医学问题的一种治疗方法，包括打鼾、肝/肺/肾肿瘤、睡眠呼吸暂停、心房颤动和背部/颈部疼痛 [6-12]。2002 年，美国食品药品监督管理局（FDA）批准了第一个用于面部皮肤紧致的射频设备 Thermage（热玛吉）（Solta, Hayward, CA）[13]，从此射频类设备进入皮肤年轻化领域。此后，FDA 陆续批准了许多不同种类的射频设备 [14]。目前市场上的射频设备完整列表如表 5.1 所示。Thermage 最开始的治疗方案是使用大约 150 个 1 cm² 的高能量脉冲。Thermage 后续又对原治疗方案进行了升级，改为大光斑（3 cm²）、多个中低能量脉冲（面部可达

表 5.1　目前市场上的射频设备

| 供应商 | 产品名 | 能量源 | 能量／功率／频率 | 光斑大小 | 穿透深度 | 冷却方式 | 剥脱程度 |
|---|---|---|---|---|---|---|---|
| BTL Aesthetics | Exilis | 动态单极射频 | 2 W/cm² | | | 内部冷却 | 非剥脱 |
| Ellman International | Pellevé | 单极射频 | 4 MHz | | | 不需要 | 非剥脱 |
| Invasix | Fractora | 双极射频 | 60 mJ／针 | 10×2针，10×6针 | 500~600 μm | 可选空气冷却 | 亚剥脱 |
| Lumiere Medical And Pollogen Ltd. | Apollo | 单极及双极射频 | 18 W/cm² | 4 mm×4mm，17mm×17mm，87 mm×87 mm | 最深达 20 mm | 不需要 | 非剥脱 |
| Lutronic | INFINI 微针点阵射频 | 双极射频 | 50 W | 10 mm×10mm，5 mm×5 mm | | 不需要 | 亚剥脱 |
| | INFINI 浅层点阵射频 | 双极射频 | 50 W | 20 mm×20mm，10 mm×10 mm | | 不需要 | 亚剥脱 |
| Solta | Thermage CPT | 单极射频 | 最高可达 225 J/cm² | 2.5 mm×2.5mm，15 mm×15 mm，30 mm×30 mm | | 内部冷添剂喷雾冷却 | 非剥脱 |
| Syneron 和 Candela | eMatrix | 二极管／双极射频 | | | | | |
| | eMax／eLaser WRA | 二极管／双极射频 | 最高可达 50 J/cm²，最高可达 100 J/cm³ | 12 mm×8 mm | | 内部冷却 | 亚剥脱 |
| | eMax／eLight SR | 光学能量／双极射频 | 最高可达 45 J/cm²，最高可达 25 J/cm³ | 12 mm×25mm | | 内部冷却 | 亚剥脱 |
| | eMax／eLight SRA | 光学能量／双极射频 | 最高可达 45 J/cm²，最高可达 25 J/cm³ | 12 mm×25mm | | 内部冷却 | 亚剥脱 |
| | ePrime | 双极射频 | 最高可达 84 VRMS | | 1~2 mm | 内部冷却 | 亚剥脱 |
| Viora | V-touch | 双极射频 | 最高可达 25 J | 13.2 mm×13.2 mm，8 mm×8 mm | 3.9~18.6 mm | 内部冷却 | 非剥脱 |

900 个脉冲），这种改进可以使治疗更高效，同时比原来疼痛感更轻 [15-18]。2009 年，Thermage 公司将其 ThermaCool TC 设备升级为 Thermage CPT，该产品采用震动手具来达到更佳的疼痛控制，同时治疗头能产生更加均匀的深层加热，使治疗无须镇痛剂，且治疗效果显现得更快 [19]。Solta 公司在 2013 年 5 月推出了 "total tip"，为面部和身体提供更高效和更有效的改善。这些设备的改进使医生和患者对于疗效更加满意。

20 世纪 70 年代，超声技术进入市场，应用于超声辅助吸脂（ultrasound-assisted liposuctio，UAL），但并未受到包括美国皮肤外科协会（American Society for Dermatologic Surgery，ASDS）在内的许多机构的青睐。ASDS 发表了关于担忧超声引发烧伤和皮下积液风险的声明。虽然体外超声辅助吸脂早在 2000 年就已经出现，但这种方法并没有流行起来，也不是目前广泛使用的技术。

2009 年，FDA 批准 Ultherapy（超声刀）（Ulthera，Inc.，Mesa，AZ）作为第一个可用于面、颈部皮肤非剥脱性紧致的体外超声设备 [20]。该治疗项目已经非常流行，目前已在全球约 1170 个医疗机构中装机使用 [21]。虽然这项技术是从面部开始应用的，但现在也被应用在身体其他部位。

本章将重点介绍作为射频技术代表的 Thermage CPT 系统以及作为超声技术代表的 Ultherapy 系统。另外，两种占有重要市场份额的射频技术 Pellevé（Ellman International，Oceanside，NY）和 Exilis（BTL，Boston，MA），本章也将简要讨论。

## 眼周、前额及面颊区域无创组织紧致治疗的患者选择

面部及眼周区域无创组织紧致治疗的患者选择仍然是术后疗效的最重要指标。虽然目前还没有明确的规定，但一般来说，必须对患者进行筛选以确定这些治疗对其情绪和身体的适宜程度。本部分将尝试界定患者选择的最优方法。

选择无创治疗如射频或超声年轻化的最佳患者人群是那些因医学、情绪或经济原因未准备好接受外科手术治疗的人。换句话说，他们的松弛程度可能未达到手术指征，或害怕侵入性更大的手术，或者无力负担大型手术的费用（除了手术费用外，通常还包括手术室和麻醉费用）。大多数适合治疗的人群分布在 30~40 岁的年龄段，皮肤有轻度到中度松弛。已经做过手术提升、皮肤质地良好、不能或不愿做手术的年龄更大的患者，也可以进行此类治疗（有趣的是，一位作者采用射频紧肤治疗过的年龄最大的患者是一位 80 多岁的老人）。临床上，治疗适应证有眼周、前额、下

颌缘或面颊皮肤松弛，木偶纹，明显的鼻唇沟和早期颏下隆起[14]。

这些治疗方法的一个主要优势是所有皮肤类型的患者都可以得到安全的治疗，即使患者在治疗期间预期可能会有日晒的情况。虽然激光可能会导致 Fitzpatrick Ⅳ～Ⅵ型患者的皮肤颜色异常，但无论是射频还是超声治疗，都不会将过多的光能或热传递给表皮，因此不太可能影响黑色素代谢。多项研究表明，这两种治疗方式对有色皮肤患者是安全的[5,15,22-23]。射频和超声技术"无颜色辨识性"这一特质的重要性不容低估。在那些影响黑素细胞的治疗中，有色人种会有更高的、更长时间的或永久性色素沉着或色素减退的风险。色素的热吸收也可能导致继发水疱和瘢痕形成。由于有色皮肤类型发生瘢痕疙瘩的风险一般较高，因此手术并不总是一个好的选择。

虽然治疗通常是安全的，但也有一些患者不应接受像 Thermage 这样的单极射频治疗。单极射频的禁忌证包括体内有起搏器或任何植入式除颤器，因为患者必须接地并成为电子回路的一部分。所有射频治疗的禁忌证包括有增生性瘢痕形成的倾向，同形反应，1 年内口服异维甲酸，妊娠，以及治疗区域有金属植入物，之前在治疗区域有辐射、医疗或美容性文身（包括永久化妆）。加热真皮"植入物"如文身染料可能会导致烧伤甚至瘢痕。在治疗区域有疱疹病毒感染病史的患者应预防性口服抗病毒药物以防复发[14,24-26]。需要注意的是，射频治疗与注射真皮填充剂如透明质酸、羟基磷灰石钙或聚左旋乳酸同期进行已经被证明是安全的[27-29]。在作者看来，应该注意避免水肿、瘀斑或皮肤不完整的情况，因为电流量的输出是基于设备对皮肤的电阻测量，因此软组织填充治疗应该在 Thermage 治疗之后而非之前进行。但是，Waldorf 医生已经治疗过轻度到中度痤疮（包括囊肿）的患者，没有出现不良反应（而且通常情况下病情有所好转）。囊肿是使用皮质类固醇激素进行皮损内注射治疗。

对于 Thermage 眼部治疗，必须避免使用类似激光治疗时使用的金属眼盾，因为加热的金属会导致眼睛损伤。取而代之的是，当计划的治疗区域包括眼睛（而不是眉上区域）时，必须使用塑料眼盾。如果患者最近做了角膜保护、眼部手术或角膜磨削，未经治疗医生的手术许可，不应置入眼盾（眼睛也不应接受 Thermage 治疗）。事实上，一般建议患者在激光原位角膜磨削术（laser-assisted in situ keratomileusis，LASIK）[30]后等待 2~3 个月再进行射频治疗，除非手术医生允许提前进行。

超声治疗的禁忌证包括有增生性瘢痕或有创面愈合问题倾向者。虽然寻求这种治疗的人群几乎不可避免曾接受过美容或手术治疗（激光、射频、手术除皱或填充注射），但与射频一样，最好等到水肿或紫癜消退后再进行超声治疗。同样，皮肤新鲜伤口、面部和（或）颈部的严重或囊肿性痤疮以及感染应该提前治疗。妊娠是禁忌

证之一 [15,31-32]。虽然上述任何一个问题都可能给治疗带来困扰，但是如果在手术前有适当的讨论和知情同意，许多患者即使有上述的相对禁忌证，也是可以接受治疗的。此外，如果 Ultherapy 治疗区域与治疗前使用 Restylane、Perlane 或 Juvederm 等填充剂治疗的区域不同，通常不会有问题。对于患者来说，一个理论上的风险是填充剂可能会降解得更快，但除此之外没有什么特别的危害。

从心理学的观点来看，针对希望进行组织紧致治疗的患者已经出台了一些指南。患者应该对手术的结果、风险、疼痛程度和益处有实际的预期。虽然患者可能会在治疗后看到一些即刻改善，但应该注意的是，最显著的效果出现在射频或超声治疗后 3~6 个月。最后，患者在进行手术前应全面了解其他治疗选择 [33-34]。

应该强调的是，这两种治疗最重要的禁忌证是患者抱有不切实际的期望。许多患者希望进行一个简单、快速、相对无痛的治疗，却能与外科手术、填充剂或神经调节剂效果相同甚至更好。作为知情同意的一部分，必须明确告知患者治疗结果将与手术结果不同。然而，会带来逐渐的、自然的年轻化效果，并且没有恢复期，这对很大一部分患者来说是一个显著的优势。本书作者之一 Waldorf 医生特别规避将其称为"非手术面部提升或眼部提升"，以强调其结果与手术提升或眼睑成形术的结果并不相同。她还讨论了治疗应作为三维年轻化计划的一部分，该年轻化治疗计划还包括结合神经调节剂、软组织填充、激光换肤术和一个好的医用护肤品方案，来使效果最大化。对于潜在的患者，重要的是不仅要向他们展示你最好的治疗前、后对比照片，展示典型的案例也非常重要。如果医生或工作人员怀疑患者的期望无法实现，医生有责任劝阻患者，甚至拒绝为患者治疗。在极端情况下，体相障碍患者很少（如果有的话）会对结果感到满意。确保工作人员和医生都有足够的时间与潜在患者互动是筛查的关键。在不造成无礼的情况下劝阻某人放弃治疗是困难的，可以委婉地说明这种治疗不太可能满足患者的需要。

疼痛的耐受性和控制也可以帮助评估患者的最终满意度。作者之一的 Schlessinger 医生对所有 Ulthera 患者在治疗前半小时给予布洛芬、维柯丁和阿替凡联合用药的预处理。Schlessinger 医生根据他的经验发现，注射麻醉剂用处不大，甚至没有用处，因为麻醉是不均匀的，会导致当遇到疼痛部位时出现更强的不适感。他对表面麻醉剂也有类似的体会，因为麻醉深度（表皮和真皮浅层）达不到超声的穿透深度（真皮和皮下区域深层）。另外，振动、冷却和口服止痛药物的联合使用提供了更好的效果，同时减少了注射麻醉剂或表面麻醉剂带来的总体不适感。那些拒绝这种联合处理的患者被劝阻不要接受这种治疗。在 Waldorf 医生的临床实践中，自从舒适脉冲技术（comfort pulse technology，CPT）被引入以后，Thermage 治疗患者不再需要镇痛或麻醉药物，从而提高了患者的满意度。由于水合作用和水肿具有改变电阻测量值的风险，建议 Thermage 治疗时应避免使用局部麻醉剂和注射麻醉剂。

## 射频和超声技术如何在眼睑和面部年轻化中发挥作用

老化的特征之一是胶原蛋白的流失，胶原蛋白占皮肤蛋白质的 90% 以上。光老化的特征是异常弹性蛋白的积聚（日光性弹性组织变性）。这两个过程发生在真皮和表皮之间的交界处，会导致若干皮肤衰老的临床变化，包括皮肤松弛、细纹和深在皱纹的产生 [14,35-36]。

剥脱性换肤（包括皮肤磨削、Er:YAG 和二氧化碳激光及化学剥脱术）的作用原理是对表皮和真皮造成一个可控的损伤区域，然后让它以最小限度的瘢痕再生/愈合。愈合后，可以立即看到皱纹的减少和整体的收紧，一直到 6 个月后仍可以看到额外的改善。对此的解释是，除了人工剥脱导致的表皮新生外，热作用延伸至真皮深层会刺激新的胶原蛋白形成。剥脱性换肤的局限性包括需要较长的误工期且需要较多的伤口护理，具有出血、感染、意外瘢痕及色素变化的风险，以及需要较长时间注意防晒 [35]。此外，由于 Fitzpatrick Ⅳ ~ Ⅵ型皮肤患者在日光照射下可能发生皮肤异色和瘢痕，通常不能恰当地进行激光辅助剥脱性换肤治疗 [5]。这些问题促使医生和科学家开发出在不影响表皮的情况下加热真皮的治疗，包括本章概述的治疗。

### 射频

在剥脱性换肤中，皮肤的自然阻力（电阻）是治疗的一个障碍，因为传递的大部分能量被折射、反射或衍射，因此在真皮层有显著的能量损耗。相比之下，在射频组织紧致治疗中，电阻通过抵抗仪器电流产生的电子流动而产生能量。因此，它的靶组织是真皮中的胶原蛋白，并且不伤害表皮。为了避免电流使表皮过热，通常同时使用冷却机制，产生反向热梯度 [14,19-20]。

不同层次的软组织（真皮、表皮、脂肪、纤维组织）具有不同的电阻值 [37]。欧姆定律指出，能量 $= I^2 \times R \times T$，$I$ 表示电流（安培），$R$ 表示电阻（欧姆），$T$ 表示时间（秒）。因此，更大的电阻意味着更多的能量、热量和收缩。这也意味着更有可能造成损伤 [35]。

此外，射频能量将遵循电阻最小的路径。当面临脂肪组织和纤维间隔的选择时，电流会通过纤维间隔，纤维间隔的特性与真皮非常相似。虽然脂肪对电流的电阻率还不清楚，但构成脂肪的脂质是绝缘的。因此，电流将主要加热纤维间隔，这是目前对于射频设备中观察到的 z 轴容积式加热的主流解释。一般来说，纤维间隔受热是脂肪组织的 1.4~3 倍[38]。此外，在 Thermage CPT 中，耦合流体被用来产生一个电介质，来分散射频电流，产生区域冲击，而不是局部冲击[39]。

在牛模型中研究了射频致胶原新生作用的机制，其作用机制似乎是双重的。光镜和电子显微镜的分析显示，最初是即刻的胶原变性（三螺旋结构的溶解和破坏）和组织收缩，然后是更长的、热诱导的真皮损伤过程。后一个过程也被认为刺激了胶原新生[18]。文献显示胶原新生发生在 65~75 ℃[40-44]。

射频设备在两极之间传送电流。一些被称为单极射频的设备有一个放置在设备上的电极以及一个放置在患者身体上的接地电极。单极射频设备仅从一极向各个方向传输能量，类似于手机信号发射塔发出手机信号的方式[14]。与此不同，双极射频设备在设备上相邻的两极之间传递能量[24]。

若干研究已经证明了射频治疗眼周细纹和面颊区域的有效性。Fitzpatrick 等治疗了 86 例患者，年龄 35~70 岁，使用 ThermaCool TC 在眼周区域做单覆盖治疗，能量在 52~220 J/cm$^2$。副作用包括红斑（即刻发生率是 36.0%，72 h 内发生率是 16.7%）和水肿（即刻发生率是 13.9%，72 h 内发生率是 6.4%）。没有观察到三度烧伤，二度烧伤的总体发生率为 0.36%。治疗后 6 个月，设盲评分者认为 60.5% 的受试者眉毛有至少 0.5 mm 的提升，83.2% 的受试者面部皱纹量表有至少 1 分的改善[45]。

Narins 和 Narins 治疗了 17 例年龄在 42~60 岁的患者，使用 ThermaCool TC 进行 2 次全面部覆盖，能量范围为 125~144 J/cm$^2$。副作用包括持续数小时的轻微红斑。没有使用客观的改进指标，但在治疗前、后的照片中观察到逐渐的改善。不良反应发生率低的原因是在患者出现任何不适时及时降低能量[46]。

Abraham 等治疗了 35 例患者（28 位女性，7 位男性，平均年龄为 51 岁），使用 ThermaCool TC 在眼周、前额和颈部区域进行单覆盖治疗，能量范围在 115~144 J/cm$^2$。副作用包括大多数患者即刻出现的轻度红斑，约 1/3 的患者出现水肿，14% 的患者颈部皮下出现不连续的坚实区域，14% 的患者出现一过性麻木。所有副作用在治疗后几周内消退。

Alster 和 Tanzi 治疗了 50 例患者，平均年龄 53.3 岁，使用 ThermaCool TC 进行单覆盖治疗，面颊区域能量在 97~144 J/cm$^2$，颈部区域能量在 74~134 J/cm$^2$。副作用包括大多数患者即刻出现的轻度红斑（平均持续时间 2.3 h），56% 的患者出现酸痛感，6% 的患者出现红斑丘疹。所有副作用在治疗后几天内消退。设盲研究人员评估认为，30 例患者中有 28 例的面颊区域有临床改善，20 例患者中有 17 例的颈部区域有临床改善[47]（图 5.1）。

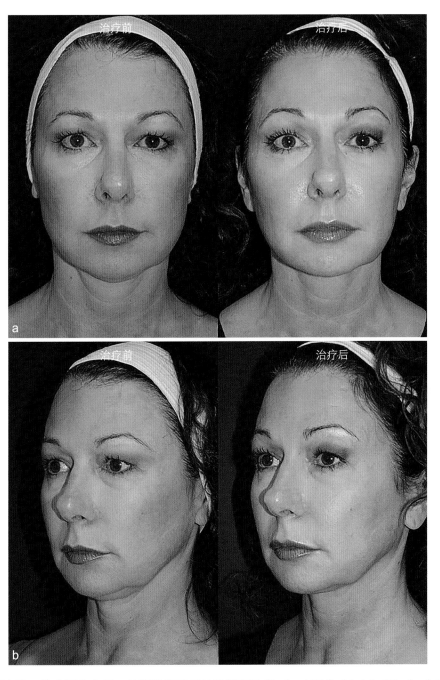

图 5.1　53 岁，治疗后 5 个月，其间没有接受其他美容治疗。（a）正位；（b）左 45°；（c）左侧位；（d）右 45°；（e）右侧位

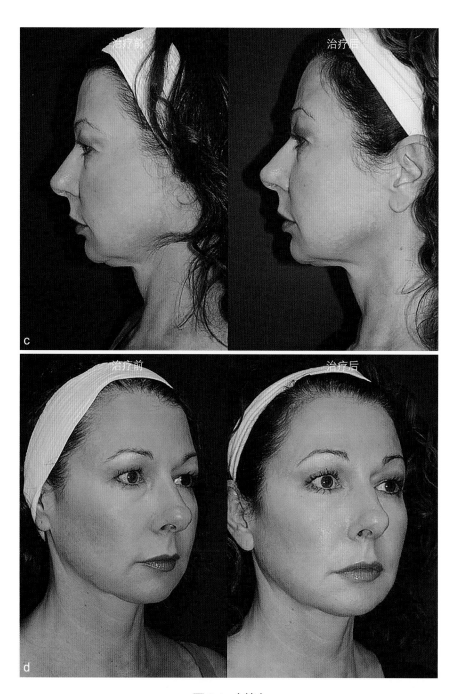

图 5.1 （续）

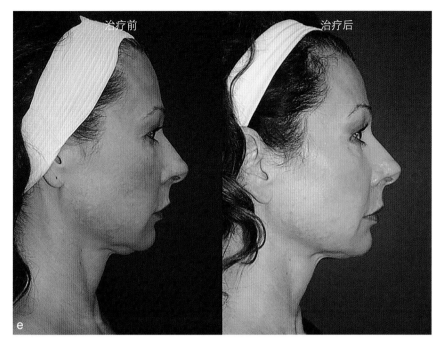

图 5.1 （续）

Bassichis 等治疗了 24 例患者，在面部上 1/3 使用 ThermaCool TC 进行单覆盖治疗。将这些患者与对照组的 12 名受试者对比，没有观察到副作用。客观眉毛分析发现 87.5% 以上的患者有至少 0.55 mm 的眉部改善，治疗后改善与对照组相比有统计学意义（$P < 0.05$）。然而，患者的主观自我评价和满意度与客观测量结果并不完全一致。此外，研究者发现许多患者的眉部改善不对称[48]。

Fritz 等对 11 例患者进行了单次治疗，对 9 例患者进行了 2 次 ThermaCool TC 治疗，治疗间隔 1 个月，位于中下面部区域，能量范围为 85~135 J/cm²。副作用包括轻微水肿、轻度至中度红斑。所有副作用在治疗后几天内消退。设盲研究人员发现，在接受 2 次治疗的治疗组中，以下类别的问题有更明显的改善且有统计学差异：鼻唇沟（$P=0.03$）、患者自我评估（$P=0.04$）以及医生在 1 个月和 4 个月时的照片图像评估（$P=0.05$）。75% 的受试者表示他们会考虑付费进行更多的治疗[49]。使用最新一代 Thermage CPT 治疗后不会再出现红斑、水肿和结节。适当清洁皮肤，足量使用耦合液，使用中等热量进行数遍覆盖并且不进行脉冲叠加，是不会发生水疱和烧伤的。

## 超声

超声将能量传播到身体的方式是：频率越低，穿透越深，反之亦然。它被公认为是一种极其安全的胎儿成像方法。当同一台机器以更高的能量使用时，它发出的超声波能够聚焦于一个非常局限的区域（大约 1 mm³）。这就是高强度超声（intensive ultrasound，IUS）的基础。众所周知，在这种设置下，超声可引起凝固性坏死。人们认为超声束的高强度聚焦会引起目标分子的振动，从而加热组织。利用这些知识，科学家们已经开始使用超声技术来治疗肝、乳房和子宫的肿瘤[40,50-51]。

利用 IUS 可控的深度和形态，超声的其他美容应用已经被开发出来。最近，科学家们研发出了一种用于治疗皮下脂肪组织（subcutaneous adipose tissue，SAT）的高强度聚焦超声（high-intensity focused ultrasound，HIFU）设备（Liposonix；Solta，Hayward，CA）并获得 FDA 批准。临床试验证实其对皮下脂肪组织治疗安全有效，腰围减少了 4~5 cm，不良事件（adverse event，AE）发生率与未治疗组相似[52-56]。Ultherapy 也是利用同样的科学基础，但是 Ultherapy 的聚焦层次比皮下脂肪组织更深。

在剥脱性换肤中，目的是造成热损伤区（thermal injury zones，TIZs），然后在修复过程中生成新的胶原蛋白。这是一个相对表面的过程，改善的是皮肤最上方的层次而不会引起更大的结构变化。相比之下，超声紧肤的目的是在皮肤更深的结构性层次中产生 TIZs，引起更大的质地变化。Ultherapy 的靶目标是一层称为浅表肌腱膜系统（superficial musculoaponeurotic system，SMAS）的皮肤层次。SMAS 位于真皮下方，是由胶原蛋白和弹性蛋白组成的纤维包膜，它与肌肉运动相联系，从而使皮肤显现面部表情。人们认为在 SMAS 中形成 TIZs 会促使其收紧并产生胶原变性[51]。

多项研究表明，IUS 在收紧 SMAS 和皮肤年轻化方面具有显著效果。White 等利用 IUS 在 6 具人体尸体组织标本的 SMAS 中，以特定的、可控的深度和尺寸形成了 TIZs，并对治疗前、后的组织标本进行超声分析以及大体和组织学检查。使用 0.5~8.0 J 的能量，结合能量和暴露时间，Ultherapy 产生了深达 7.8 mm 的 TIZs，同时保留了表皮和周围组织（包括 SMAS 的浅层和深层）的完整性[51]。

在另一项研究中，White 等使用以下探头将猪组织暴露于 IUS：4 MHz，4.5 mm 聚焦深度；7 MHz，4.5 mm 聚焦深度；7 MHz，3.0 mm 聚焦深度。治疗前、后使用超声分析组织标本并进行大体和组织学检查。研究发现，增加能量会降低 TIZs 的焦点，增加频率会降低穿透深度。使用所有探头后，表皮未受到影响[40]。

Alam 等对 35 例 32~62 岁患者进行了全面部和颈部区域单次覆盖 IUS 治疗，使用以下探头：4 MHz，4.5 mm 聚焦深度；7 MHz，4.5 mm 聚焦深度；7 MHz，3.0 mm 聚焦深度。在治疗后 90 天，设盲评分者评估治疗前、后照片（照片并未按此分类）是否改善、恶化或无变化。此外，对标准照片进行眉部改善分析，每侧使用 5 个单独的测量点，取其平均值作为眉毛高度。86% 的患者在临床上观察到明显的眉毛提升（$P$=0.000 01），平均眉毛变化是提升 1.7 mm。另外，明确了可见眉毛变化的阈值为 0.5 mm 的变化[31]。

Lee 等对 10 例 55~71 岁患者进行了面部和颈部区域多次覆盖治疗，首先使用 4 MHz、4.5 mm 聚焦深度的探头，然后使用 7 MHz、3.0 mm 聚焦深度的探头。在治疗后 90 天，设盲评分者评估治疗前、后照片（照片并未按此分类）是否改善、恶化或无变化。患者还被要求评价他们治疗前、后的变化。评分者判断 80% 的受试者有改善，90% 的受试者自我判断皮肤松弛改善[57]（图 5.2）。

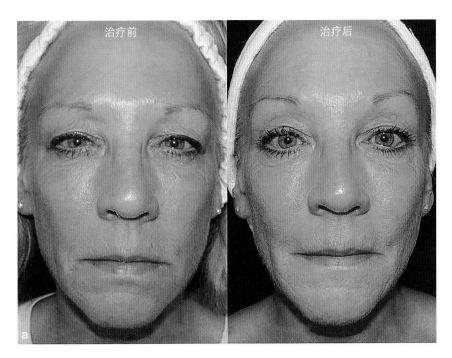

图 5.2　55 岁，治疗后 5 个月，其间没有接受其他美容治疗。（a）正位；（b）左 45°；（c）左侧位；（d）右 45°；（e）右侧位

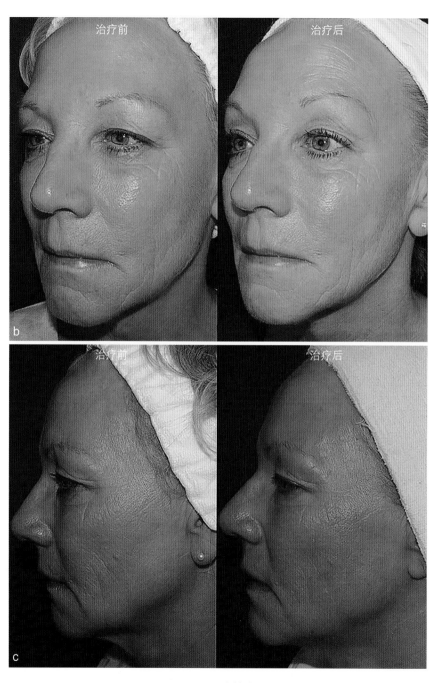

图 5.2（续）

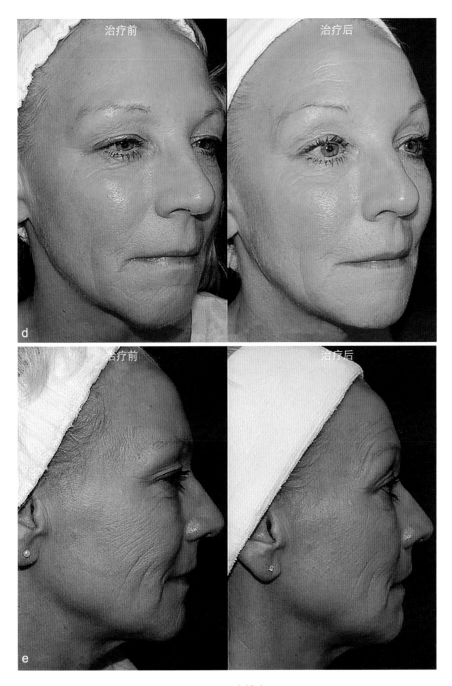

治疗前　治疗后

治疗前　治疗后

图 5.2 （续）

# 治疗前评估

## 射频

Thermage 的早期采用者包括作者之一的 Waldorf 医生，他发现患者非常需要疼痛管理。由于有皮肤电阻改变的风险，不建议使用表面麻醉剂。Narins 等报道，从 2003 年 10 月到 2004 年 2 月，有 70% 的 ThermaCool TC 治疗采用了神经阻滞麻醉和静脉或膨胀液麻醉后出现了轮廓异常 [58]。目前认为这些疼痛控制治疗尤其是静脉麻醉或膨胀液麻醉降低了治疗的有效性，原因是：①增加了皮肤厚度，从而增加了射频穿透深度；②造成不真实的疼痛感知 [4,16,59]。但是一些人注意到，极度不适也是过度加热的一种很自然的身体提示，是应该立即停止治疗的信号 [4]。

经过对上述许多不适的研究之后，现有的 Thermage 系统已经做了一些改进。新的 Thermage CPT 系统会按照不等间隔从手具交替发出振动和冷却。根据 Melzack 和 Wall 在 1965 年提出的门控疼痛理论，这可以通经皮电神经刺激（transcutaneous electrical nerve stimulation，TENS）来干扰神经。尽管有一些证据表明，TENS 实际上对不适感没有任何影响 [60-62]，但 Waldorf 和 Schlessinger 医生发现，对于使用 Thermage CPT 单元治疗和在其他治疗中使用外部设备的患者来说，在治疗区域增加振动可以显著减轻疼痛。这些观察在文献中得到了支持 [63-64]。在 Thermage CPT 治疗中，要求患者在疼痛等级超过 2 分 /4 分时告知治疗人员。自从升级到 CPT 系统后，Waldorf 医生报道，她的患者不需要其他的疼痛控制，他们通常会把治疗中的温热和振动描述为很轻松的感受。如果患者报告疼痛等级超过 2 分 /4 分，皮肤出现发红或者出现过热提示，治疗医生或护士会先转而治疗其他皮肤区域，再返回该治疗区域。

治疗前应拍几张标准化的照片。改善效果从一定角度看可能比从正面看更明显。因此，作者建议每位患者拍摄 5 张标准照片：正面、左右侧 45°、左右侧 90°。虽然这可以用任何相机来拍摄完成，但一个照相系统（Canfield；Canfield Scientific, Inc., Fairfield，NJ）的特点是将高分辨率相机安装在半圆形的搁板上，可以旋转，以拍摄不同角度的面部照片。它还包括以标准的垂直或水平姿势支撑患者头部的设备。虽然有许多这样的照相系统可用，但 Schlessinger 医生和许多临床研究人员使用该系统来保持一致性 [15,65-66]。他还经常使用傻瓜相机拍照，这取决于治疗区域的可见度。

　　患者必须去除隐形眼镜，且患者的面部必须用卸妆洁面乳去除所有的化妆品和乳霜。任何残留物都会增加被射频电流烫伤的风险。非常关键的是要确认所有睫毛膏都已被去除，因为耦合液会导致其流动并干扰治疗区域。卸妆后，用乙醇彻底擦拭治疗区域（用棉签擦拭眼睑，避免与眼睛接触）。在治疗区域内或附近的所有金属植入物和珠宝，包括耳环、项链、眉环和鼻环，如果可能的话则必须移除，因为它们可以吸引射频设备产生的电流。

　　在该公司提供的几种标准网格中，选择与要使用的治疗头大小相匹配的一种，用乙醇将网格印在皮肤上，小心不要让乙醇进入眼睛[4]。目前的治疗方案包括在面部使用 3 cm$^2$ 的框状网格，包括前额和直接位于骨骼上方的部分上睑及下睑，位于眼睛上方的眼睑部分使用 0.25 cm$^2$ 的框状网格。眼睑一般需要 3~4 排。

　　如果治疗眼睑，必须使用保护性塑料内置眼盾来防止电流损伤眼睛。非常重要的是，不要使用保护性金属眼盾，因为金属有被加热且烫伤眼睛和眼睑的危险。在置入前可以使用局部麻醉滴眼液，但应避免使用润滑剂，因其可能与射频脉冲相互干扰。作者之一的 Waldorf 医生建议，一次只在一只眼睛里置入眼盾，以免患者感到焦虑。0.25 cm 的治疗头网格在置入眼盾后最容易印于皮肤，眼盾置入后可以将纸张平铺于治疗区域皮肤表面。一侧眼睑治疗后，取下眼盾，置入对侧眼睛，重复上述治疗。可准备装满水的无针头注射器，当乙醇或耦合液刺激到眼睛时进行冲洗。

## 超声

　　在治疗前，必须将患者脸上的化妆品全部洗掉。男性患者应刮干净胡须。所有首饰包括耳环、项链、眉环和鼻环，都应摘掉。表面麻醉如 EMLA 乳膏或口服镇痛药，通常不足以缓解与 Ultherapy 相关的疼痛[23,31-32,57-67]，因为这一治疗作用于更深的层次。因此，最好在治疗前半小时提供布洛芬（800 mg）、维柯丁（提前给予 1~2 颗）、阿替凡（提前给予 1~2 mg）等口服镇痛药。

　　显然，麻醉的使用将决定手术的易操作性和手术中及术后患者的满意度。因此，在为患者治疗之前必须与患者进行沟通讨论。

　　需要注意的一点是，如果患者接受了任何形式的镇静措施，他或她将不得不提前安排好手术后的交通。此外，所有的知情同意必须在使用镇静剂之前签署。

# 治疗细节

## 射频

该设备将引导用户完成各个步骤，包括提醒用户关键步骤（如放置接地电极片），放置制冷剂，以及对于 0.25 cm$^2$ 的治疗头应用眼盾。

签署知情同意书并拍摄完照片后，如前所述进行治疗区域的皮肤准备。将接地电极片连接到 Thermage 设备上。对于眼睑和面部的治疗，电极片一般贴在背部中间或下部。进行面部网格画线后，放置塑料射频眼盾并做眼睑网格画线。开始治疗前必须检查塑料眼盾的底面是否有可能擦伤角膜表面。应反复添加耦合剂来保持皮肤表面是光泽的。当一个新的治疗头放置入手具，治疗区域的电阻即被测试，然后设定治疗级别。治疗从中等级别开始，先按照方形一排一排地施打脉冲，然后按照方形的交叉线施打，根据眼睑大小打 3~4 排，避开睫毛。治疗级别可以根据患者的热反馈升高或降低，还要根据治疗医生或护士对于治疗区域皮肤温度的感知，应该有温热感。根据患者松弛程度的分布，眼睑内侧或外侧部分可以用额外的脉冲治疗，或整个区域均匀治疗。除非患者面部有明显的不对称，否则将治疗头 250 发 0.25 cm$^2$ 脉冲的一半用于每侧眼睑。

眼睑治疗后，使用 3 cm$^2$ 的面部治疗头或全治疗头，继续转而治疗紧邻眉毛下方区域、前额、颞部和沿眶下缘区域。再次使用足量的耦合液，交替沿方形及其交叉线进行 2~3 遍覆盖，然后沿"向量"进行额外的覆盖并避开眉毛。这些向量是通过手动去提拉患者皮肤发现的，然后在这些通过特定方向的紧致可以提拉目标解剖结构的区域，进行自由的徒手施打。这些施打路径包括沿额头外侧的垂直路径，从眉间向外上方的对角线路径，以及沿眶下缘指向颞部的横扫路径。不应堆积脉冲以避免萎缩。有趣的是，Waldorf 医生发现，仅用 900 脉冲 3 cm$^2$ 的手具来治疗全面部，不含覆盖眼睛的部分眼睑，仍然可以改善眉下垂、下睑肿胀和泪沟畸形。

治疗后，立即用乙醇去除网格，涂抹防晒霜。去除一次性接地电极片。患者可以穿好衣服，并恢复所有正常活动。

## 超声

将超声凝胶用于皮肤。然后将治疗头轻轻放在皮肤上，以确保与表皮贴合。该设备成像功能的应用需确保满足以下两个条件：一是超声能量与皮肤声学耦合，二是治疗头的聚焦深度为真皮网状层的中层到深层。错误的换能器深度将在图像的上半部分显示为骨骼。如果骨骼出现在图像的上半部分，应避开该区域或使用更浅的治疗头。不完全的耦合将在图像上呈现为深色的竖条，而过多的凝胶将在图像顶部呈现为一个山谷。与传感器接触不良可能只在图像的一侧出现黑影。

对于眼周区域，Schlessinger 医生首先在瞳孔垂线上用白色标记铅笔标记一个边界。对于男性来说，应该从更靠瞳孔内侧处多估算 3~4 发，以确保整个眉毛被提起。然后他在 Ulthera 治疗计划卡上估算了 10 条垂直线发数，每条平行线之间距离 3 mm。另一个边界是从外眦到发际线，从眶缘到发际线分别估算上面的 5 发和下面的 5 发。最后，沿着眶下缘画出一个弯曲的边界，下面估算出含有 5 发的 4 个柱（图 5.3）。

对于面颊区域，重要的是要避开下颌缘神经，它从下颌骨向上延伸到嘴角。在治疗这些神经周围的任何区域时，在唇缘外侧留出 1~2 cm 的空间。Schlessinger 医生标记了一条曲线边界，垂直于鼻唇沟沿颧骨下边界走行至耳朵上界。用治疗计划卡片估算立柱，从面颊最外侧边缘开始。画三列尺子宽度的立柱，每列约 30 发。之后，当使用更浅的治疗头时，可以治疗下颌缘神经以上区域。

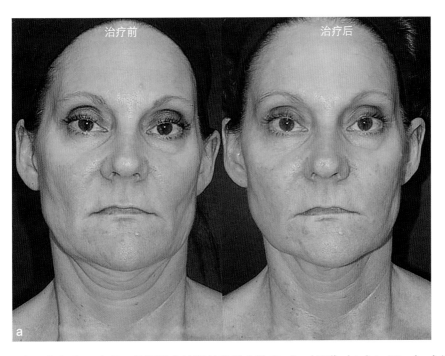

图 5.3　51 岁，治疗后 12 个月，其间没有接受其他美容治疗。（a）正位;（b）左 45°;（c）左侧位;（d）右 45°;（e）右侧位

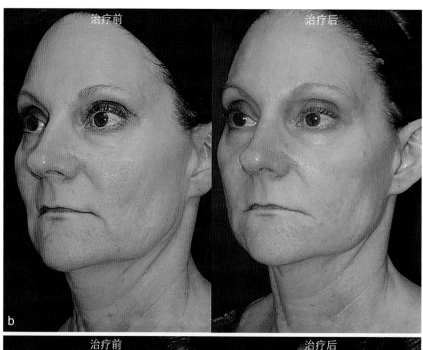

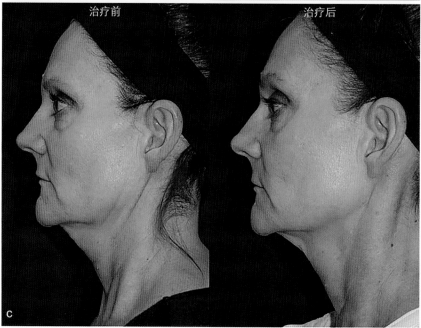

图 5.3 （续）

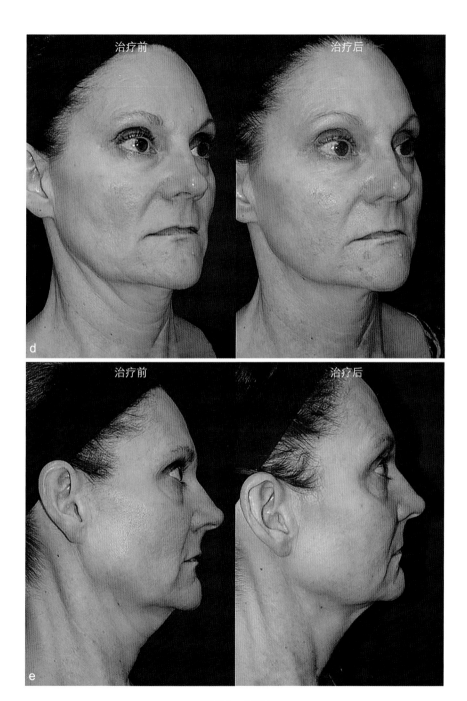

图 5.3 （续）

在开始治疗时，始终注意患者在治疗过程中的疼痛程度是非常重要的。能量级别默认为可能的最高参数——1.20 J，4.0 MHz，聚焦深度为 4.5 mm；1.05 J，7.0 MHz，聚焦深度为 4.5 mm；0.45 J，7.0 MHz，聚焦深度为 3.0 mm；1.20 J，7.0 MHz，聚焦深度为 1.5 mm。可以从这些设置下调能量级别。向下调整一个级别将减少不适感，不会影响手术的临床效果。

治疗从某一列的单个脉冲发数开始。建议首先使用较深的治疗头（4.5 MHz，聚焦深度 4.5 mm；或 7.0 MHz，聚焦深度 4.5 mm）进行第一遍覆盖治疗，然后使用较浅的治疗头（7.0 MHz，聚焦深度 3.0 mm；或 10 MHz，聚焦深度 1.5 mm）进行第二遍覆盖治疗，因为发生热凝固的皮肤与未治疗的皮肤热学特性不同[68]。

当左、右侧面部都做过一遍覆盖治疗后，已经使用了 130~150 发治疗。建议接下来使用有角度的发数线和更浅的治疗头进行第二遍覆盖（7.0 MHz，聚焦深度 3.0 mm；或 10 MHz，聚焦深度 1.5 mm）。治疗结束时，包括颈部和前额的治疗大约共需要 600 发。

## 治疗后护理

一般来说，治疗后的护理对 Thermage 和 Ultherapy 都是有益的。这是无创治疗相对于有创治疗的一个吸引人的特点。Thermage 治疗后红斑一般在患者离开诊所前就会消退。应告知 Ultherapy 治疗的患者轻微红斑可持续数天，但如出现其他问题，应与医生联系。大多数超声或射频治疗后的患者能够立即回归完整的家庭、社交和工作日程中（排除任何镇静剂的影响）。应指导患者报告任何结痂、焦痂或水疱，因为它们可能是烧伤后表皮破坏的迹象。那些患者应该回来就诊并立即治疗，可给予一种中效外用皮质类固醇制剂以及温和的软膏（凡士林）用于伤口保湿护理。通常，轻度烧伤的水疱可以通过出院前仔细评估患者来避免。局部红斑和（或）水肿可采用冷敷和中效局部皮质类固醇预防性治疗。应避免直接覆盖在皮肤上冰敷，因为这会对皮肤造成进一步的损伤。

应告知使用眼盾进行 Thermage 治疗的患者，在放置和取出眼盾时导致角膜擦伤的风险很小。如患者眼睛有颗粒状的感觉，应给予红霉素眼膏。如果症状持续，应转诊至眼科检查。患者偶尔会注意到在眉毛或下颌线等骨性区域治疗后 24 h 内有"刺痛"或敏感，但这在最新的治疗方案中已经不太常见。

# 并发症

首先，练习是避免射频和超声治疗并发症的必要条件。此外，设备的维护和保养也非常重要。如果对患者或设备有疑问，最好推迟治疗。尽管安全性能很好，但任何向皮肤输送热量的设备都必须谨慎使用。在使用新设备和进行新的治疗时，注意总是从"最温和"的治疗参数开始。

## 射频

某些术前措施有助于避免并发症。使用 Thermage 时，主要的并发症是由于过度加热所致。因此，应避免叠加连续脉冲[58]。必须指导患者，提醒他们对不适感做出反馈。一个从 0 分（"我没什么感觉"）到 4 分（"别再重复一遍了"）的评分量表很容易理解：如果不适感上升到 2 分以上（"我感觉到了热量，但它是可以忍受的"），就根据程度增加振动和耦合液，减少能量密度。如发现红斑，转而先治疗其他区域，直至红斑消退。过度加热会导致水疱和瘢痕形成。如果脉冲堆叠，会导致迟发性萎缩，尤其是在骨骼突起部位。在初期版本的 Thermage 设备中，下颌线的一过性感觉异常是常见的，但在 Thermage CPT 系统和当前推荐的中等热量多脉冲治疗方案中，这种感觉异常非常少见。最近的软件升级使得在没有足够制冷剂供应用于冷却时，就不能发送脉冲，且治疗期间可更换制冷剂罐。如果接地电极片没有正确连接，设备将发出警告。在继续治疗前检查连接是很重要的。最后，为了避免烫伤，必须使用足够的耦合液来保持与治疗头的充分接触。

应仔细注意治疗部位的细节，面神经的解剖分布也很重要。由于热量传递得足够深时可以引起神经激惹，疱疹病毒可能被重新激活。因此，对于有任何面部单纯疱疹病毒感染病史的患者，应在治疗当天预防性使用抗病毒药物。口服抗生素不是必要的，因为表皮保持完好无损。皮下痤疮结节并非治疗的禁忌证，而手持痤疮治疗仪的治疗结果表明，加热实际上可以减轻炎症[69]。然而，治疗不应用于过度活跃的感染或任何不完整的皮肤。

虽然不是并发症，但患者会担心治疗效果不够明显。因为治疗效果基于患者的再生能力，故在皮肤更健康的年轻患者中通常会看到更显著的效果。如果患者对治疗效果不满意，或者治疗前、后照片显示没有明显改善，一般不建议再次治疗。那些对治疗感到满意并希望进一步改善的患者，可以在 6 个月后再次接受治疗。不过 Waldorf 医生通常建议患者等待 1 年，因为在 6~9 个月可能会出现额外的紧致效果。

## 超声

与射频一样，IUS 很少出现并发症。治疗后预期会出现即刻的轻度一过性红斑、水肿和肿胀[15,23,32,57,67]。这些症状通常会在一两周内消失。

超声治疗最令人担忧的潜在并发症是神经损伤，尤其是下颌缘神经过度受热，可导致暂时性单侧麻痹。完整的病史采集还包括确认既往是否有过贝尔面瘫（Bell's palsy）的病史，上述任何一种治疗可促使其复发或恶化。注意避免在神经危险区域输送能量非常重要。虽然非常罕见，但如果有一个异常的解剖学神经分布，就有可能发生。Schlessinger 医生在他的临床实践中不使用抗生素，但对疱疹易感人群会进行疱疹预防性治疗。

需要注意的是，当使用 10 MHz、聚焦深度 1.5 mm 的治疗头时，如果治疗头倾斜而不能完全与皮肤平面垂直，可能会出现暂时的条纹 / 伤痕。这是由于该治疗头非常表浅的特性所致。这种条纹也可能在骨性区域周围治疗太深的情况下发生。

Chan 等在一项针对亚洲人皮肤 IUS 治疗的研究中报道了有 2.9% 的疗程中出现中度炎症后色素沉着（postinflammatory hyperpigmentation，PIH）。患者在前额用 7.5 MHz、聚焦深度 4.5 mm 的治疗头时会发生 PIH，但没有出现任何其他不良事件，如水疱、严重红斑或水肿。治疗后 6 个月 PIH 改善，9 个月后完全消失。作者认为这可能是由于 IUS 在额骨上的反射，导致小的直径 2 mm 圆形区域的 PIH[15]。Schlessinger 医生在他的临床实践中并没有观察到这一点，而是按照常规治疗有色皮肤的患者。

## 其他治疗方法

### Pellevé

Pellevé（Ellman International, Oceanside, NY）是一种单极射频设备，用于治疗轻度至中度皮肤松弛和早期衰老症状。2009 年，FDA 批准其用于治疗皮肤类型为 I ~ IV 型的轻度至中度面部皱纹，维持时间为 6 个月。它与其他类似 Thermage 的单极射频设备的不同之处在于，加热是逐渐发生的，所以皮肤逐渐更适应热变化。这意味在它的治疗中不需要麻醉，但一些患者可能仍然喜欢适量的麻醉手段，无论是口服药物、振动还是冷却。应告知患者，尽管第一次治疗会有一些改善，但为了达到最佳效果通常需要多次治疗，治疗间隔为 2~4 周。此外，由于这是一种射频治疗，不针对黑素细胞，因此它也像 Thermage 一样是"无色素选择性"的 [70-71]。

Rusciani 等治疗了 93 例患者（83 名女性，10 名男性，平均年龄 53.3 岁），对全面部进行了射频单次覆盖治疗。没有进行麻醉。不良反应为红斑，持续 4~6 h。观察到的初始紧致效果维持了 48~72 h。设盲研究者评估治疗后 1 个月平均改善 42.5%，3 个月平均改善 37.5%，6 个月平均改善 30%。87% 的患者在治疗 6 个月后仍有维持的效果 [70-71]。

## Exilis

Exilis（BTL，Boston，MA）是另一种单极射频设备，用于治疗轻度至中度皮肤松弛和早期衰老症状。2009 年，FDA 批准其用于细纹和皱纹的无创治疗 [72]。它与其他单极射频设备的不同之处在于，该设备监控能量输出水平，并保持其相对恒定。当出现能量峰值时，该设备自动减少能量输出。这称为能量流控制系统。此外，如果设备感知到与皮肤接触不良，就会切断能量。这两个功能据称是为了确保额外的安全性和减少烫伤的风险。Exilis 具有面部或身体治疗两种平台选择，而且有不需要耗材的优势。

在撰写本章时，还没有关于 Exilis 的同行评议的索引文章。对于最新的技术经常会有这种情况，作者希望不久后能检索到更多的可用的文献。

## 参考文献

1. 15th Annual Cosmetic Surgery National Data Bank Statistics. The American Society for Aesthetic Plastic Surgery, 2011.
2. 2011 AAFPRS Membership Study. American Academy of Facial Plastic and Reconstructive Surgery, 2011.
3. Alster TS, Lupton JR. Nonablative cutaneous remodeling using radiofrequency devices. Clin Dermatol. 2007; 25(5): 487-491.
4. Dierickx CC. The role of deep heating for noninvasive skin rejuvenation. Lasers Surg Med. 2006; 38(9): 799-807.
5. Alam M. Cosmetic dermatology for skin of color. New York: McGraw-Hill Medical; 2009. 186 p.
6. Bäck LJJ, Hytönen ML, Roine RP, Malmivaara AOV. Radiofrequency ablation treatment of soft palate

for patients with snoring: a systematic review of effectiveness and adverse effects. Laryngoscope. 2009; 119(6): 1241-1250.

7. Blumen MB, Dahan S, Fleury B, Hausser-Hauw C, Chabolle F. Radiofrequency ablation for the treatment of mild to moderate obstructive sleep apnea. Laryngoscope. 2002; 112(11): 2086-2092.

8. Casal RF, Tam AL, Eapen GA. Radiofrequency ablation of lung tumors. Clin Chest Med. 2010; 31(1): 151-163; Table of Contents.

9. Dib RE, Touma NJ, Kapoor A. Review of the efficacy and safety of radiofrequency ablation for the treatment of small renal masses. Can Urol Assoc J. 2009; 3(2): 143-149.

10. Sutherland LM, Williams JA, Padbury RT, Gotley DC, Stokes B, Maddern GJ. Radiofrequency ablation of liver tumors: a systematic review. Arch Surg. 2006; 141(2): 181-190.

11. Wiesfeld ACP, Tan ES, Van Veldhuisen DJ, Crijns HJGM, Van Gelder IC. Radiofrequency ablation of atrial fi brillation. Int J Cardiol. 2004; 93(2-3): 231-237.

12. Chaudhari M. Radiofrequency techniques in pain management. Anaesth Intensive Care Med. 2011; 12(2): 63-65.

13. Alexiades-Armenakas M, Dover JS, Arndt KA. Unipolar versus bipolar radiofrequency treatment of rhytides and laxity using a mobile painless delivery method. Lasers Surg Med. 2008; 40(7): 446-453.

14. Lolis MS, Goldberg DJ. Radiofrequency in cosmetic dermatology: a review. Dermatol Surg. 2012; 38(11): 1765-1776.

15. Chan NPY, Shek SYN, Yu CS, Ho SGY, Yeung CK, Chan HHL. Safety study of transcutaneous focused ultrasound for non-invasive skin tightening in Asians. Lasers Surg Med. 2011; 43(5): 366-375.

16. Sukal SA, Geronemus RG. Thermage: the nonablative radiofrequency for rejuvenation. Clin Dermatol. 2008; 26(6): 602-607. Epub 2008/10/23.

17. Wu WT. Achieving optimal results with thermage using mesoanesthesia and revised treatment parameters. Aesthet Surg J. 2007; 27(1): 93-99. Epub 2007/01/01.

18. Zelickson BD, Kist D, Bernstein E, Brown DB, Ksenzenko S, Burns J, et al. Histological and ultrastructural evaluation of the effects of a radiofrequencybased nonablative dermal remodeling device: a pilot study. Arch Dermatol. 2004; 140(2): 204-209. Epub 2004/02/18.

19. Polder KD, Bruce S. Radiofrequency: thermage. Facial Plast Surg Clin North Am. 2011; 19(2): 347-359. Epub 2011/07/19.

20. Kleinerman R, Whang TB, Bard RL, Marmur ES. Ultrasound in dermatology: principles and applications. J Am Acad Dermatol. 2012; 67(3): 478-487.

21. Email interview with Michael Floegel. 2010.

22. Suh DH, Chang KY, Son HC, Ryu JH, Lee SJ, Song KY. Radiofrequency and 585-nm pulsed dye laser treatment of striae distensae: a report of 37 Asian patients. Dermatol Surg. 2007; 33(1): 29-34. Epub 2007/01/12.

23. Suh DH, Shin MK, Lee SJ, Rho JH, Lee MH, Kim NI, et al. Intense focused ultrasound tightening in asian skin: clinical and pathologic results. Dermatol Surg. 2011; 37(11): 1595-1602.

24. Elsaie ML, Choudhary S, Leiva A, Nouri K. Nonablative radiofrequency for skin rejuvenation. Dermatol Surg. 2010; 36(5): 577-589. Epub 2010/04/14.

25. Ruiz-Esparza J. Nonablative radiofrequency for facial and neck rejuvenation. A faster, safer, and less painful procedure based on concentrating the heat in key areas: the ThermaLift concept. J Cosmet Dermatol. 2006; 5(1): 68-75.

26. Anolik R, Chapas AM, Brightman LA, Geronemus RG. Radiofrequency devices for body shaping: a review and study of 12 patients. Semin Cutan Med Surg. 2009; 28(4): 236-243. Epub 2010/02/04.

27. England LJ, Tan MH, Shumaker PR, Egbert BM, Pittelko K, Orentreich D, et al. Effects of monopolar radiofrequency treatment over soft-tissue fillers in an animal model. Lasers Surg Med. 2005; 37(5): 356-365. Epub 2005/10/22.

28. Goldman MP, Alster TS, Weiss R. A randomized trial to determine the Influence of laser therapy, monopolar radiofrequency treatment, and intense pulsed light therapy administered immediately after hyaluronic acid gel implantation. Dermatol Surg. 2007; 33(5): 535-542. Epub 2007/04/25.

29. Shumaker PR, England LJ, Dover JS, Ross EV, Harford R, DeRienzo D, et al. Effect of monopolar radiofrequency treatment over soft-tissue fillers in an animal model: part 2. Lasers Surg Med. 2006; 38(3): 211-217.

30. Thermage Treatment Reference Guide. Hayward, CA: Solta Medical; 2010. p. 1-37.

31. Alam M, White LE, Martin N, Witherspoon J, Yoo S, West DP. Ultrasound tightening of facial and neck skin: a rater-blinded prospective cohort study. J Am Acad Dermatol. 2010; 62(2): 262-269. Epub 2010/02/02.

32. Alster TS, Tanzi EL. Noninvasive lifting of arm, thigh, and knee skin with transcutaneous intense focused ultrasound. Dermatol Surg. 2012; 38(5): 754-759.

33. Burns AJ, Holden SG. Monopolar radiofrequency tissue tightening—how we do it in our practice. Lasers Surg Med. 2006; 38(6): 575-579.

34. Weiss RA, Weiss MA, Beasley KL, Munavalli G. Our approach to non-ablative treatment of photoaging. Lasers Surg Med. 2005; 37(1): 2-8. Epub 2005/07/22.

35. Atiyeh B, Dibo S. Nonsurgical nonablative treatment of aging skin: radiofrequency technologies between aggressive marketing and evidence-based efficacy. Aesthetic Plast Surg. 2009; 33(3): 283-294.

36. Helfrich YR, Sachs DL, Voorhees JJ. Overview of skin aging and photoaging. Dermatol Nurs. 2008; 20(3): 177-183; quiz 84. Epub 2008/07/25.

37. Burns JA. Thermage: monopolar radiofrequency. Aesthet Surg J. 2005; 25(6): 638-642. Epub 2005/11/01.

38. Pope K, Levinson M, Ross EV. Selective fi brous septae heating: an additional mechanism of action for capacitively coupled monopolar radiofrequency. Hayward, CA: Thermage, Inc.; 2005.

39. Hsu TS, Kaminer MS. The use of nonablative radiofrequency technology to tighten the lower face and neck. Semin Cutan Med Surg. 2003; 22(2): 115-123. Epub 2003/07/25.

40. White WM, Makin IR, Slayton MH, Barthe PG, Gliklich R. Selective transcutaneous delivery of energy to porcine soft tissues using intense ultrasound (IUS). Lasers Surg Med. 2008; 40(2): 67-75. Epub 2008/02/29.

41. Hruza GJ. Rejuvenating the aging face. Arch Facial Plast Surg. 2004; 6(6): 366-369. Epub 2004/11/17.

42. Kim KH, Geronemus RG. Nonablative laser and light therapies for skin rejuvenation. Arch Facial Plast Surg. 2004; 6(6): 398-409. Epub 2004/11/17.

43. Kirsch KM, Zelickson BD, Zachary CB, Tope WD. Ultrastructure of collagen thermally denatured by microsecond domain pulsed carbon dioxide laser. Arch Dermatol. 1998; 134(10): 1255-1259. Epub 1998/11/05.

44. Ross EV, Naseef GS, McKinlay JR, Barnette DJ, Skrobal M, Grevelink J, et al. Comparison of carbon dioxide laser, erbium: YAG laser, dermabrasion, and dermatome: a study of thermal damage, wound contraction, and wound healing in a live pig model: implications for skin resurfacing. J Am Acad Dermatol. 2000; 42(1 Pt 1): 92-105. Epub 1999/12/22.

45. Fitzpatrick R, Geronemus R, Goldberg D, Kaminer M, Kilmer S, Ruiz-Esparza J. Multicenter study of noninvasive radiofrequency for periorbital tissue tightening. Lasers Surg Med. 2003; 33(4): 232-242. Epub 2003/10/23.

46. Narins DJ, Narins RS. Non-surgical radiofrequency facelift. J Drugs Dermatol. 2003; 2(5): 495-500. Epub

2003/10/16.

47. Alster TS, Tanzi E. Improvement of neck and cheek laxity with a nonablative radiofrequency device: a lifting experience. Dermatol Surg. 2004; 30(4 Pt 1): 503-507; discussion 7. Epub 2004/04/02.

48. Bassichis BA, Dayan S, Thomas JR. Use of a nonablative radiofrequency device to rejuvenate the upper one-third of the face. Otolaryngol Head Neck Surg. 2004; 130(4): 397-406. 5 Radiofrequency/Ultrasound

49. Fritz M, Counters JT, Zelickson BD. Radiofrequency treatment for middle and lower face laxity. Arch Facial Plast Surg. 2004; 6(6): 370-373. Epub 2004/11/17.

50. Laubach HJ, Makin IR, Barthe PG, Slayton MH, Manstein D. Intense focused ultrasound: evaluation of a new treatment modality for precise microcoagulation within the skin. Dermatol Surg. 2008; 34(5): 727-734. Epub 2008/04/24.

51. White WM, Makin IR, Barthe PG, Slayton MH, Gliklich RE. Selective creation of thermal injury zones in the superficial musculoaponeurotic system using intense ultrasound therapy: a new target for noninvasive facial rejuvenation. Arch Facial Plast Surg. 2007; 9(1): 22-29. Epub 2007/01/17.

52. Fatemi A. High-intensity focused ultrasound effectively reduces adipose tissue. Semin Cutan Med Surg. 2009; 28(4): 257-262. Epub 2010/02/04.

53. Fatemi A, Kane MA. High-intensity focused ultrasound effectively reduces waist circumference by ablating adipose tissue from the abdomen and fl anks: a retrospective case series. Aesthetic Plast Surg. 2010; 34(5): 577-582. Epub 2010/04/13.

54. Gadsden E, Aguilar MT, Smoller BR, Jewell ML. Evaluation of a novel high-intensity focused ultrasound device for ablating subcutaneous adipose tissue for noninvasive body contouring. Aesthet Surg J. 2011; 31(4): 401-410.

55. Jewell ML, Desilets C, Smoller BR. Evaluation of a novel high-intensity focused ultrasound device. Aesthet Surg J. 2011; 31(4): 429-434.

56. Jewell ML, Weiss RA, Baxter RA, Cox SE, Dover JS, Donofrio LM, et al. Safety and tolerability of highintensity focused ultrasonography for noninvasive body sculpting: 24-week data from a randomized, sham-controlled study. Aesthet Surg J. 2012; 32(7): 868-876. Epub 2012/09/04.

57. Lee HS, Jang WS, Cha Y-J, Choi Y-H, Tak Y, Hwang E, et al. Multiple pass ultrasound tightening of skin laxity of the lower face and neck. Dermatol Surg. 2012; 38(1): 20-27.

58. Narins RS, Tope WD, Pope K, Ross EV. Overtreatment effects associated with a radiofrequency tissue tightening device: rare, preventable, and correctable with subcision and autologous fat transfer. Dermatol Surg. 2006; 32(1): 115-124.

59. Abraham MT, Chiang SK, Keller GS, Rawnsley JD, Blackwell KE, Elashoff DA. Clinical evaluation of nonablative radiofrequency facial rejuvenation. J Cosmet Laser Ther. 2004; 6(3): 136-144. Epub 2004/11/17.

60. Melzack R, Wall PD. Pain mechanisms: a new theory. Science. 1965; 150(3699): 971-979. Epub 1965/11/19.

61. Binder A, Baron R. Utility of transcutaneous electrical nerve stimulation in neurologic pain disorders. Neurology. 2010; 74(2): 104-105. Epub 2010/01/01.

62. Dubinsky RM, Miyasaki J. Assessment: efficacy of transcutaneous electric nerve stimulation in the treatment of pain in neurologic disorders (an evidencebased review): report of the Therapeutics and Technology Assessment Subcommittee of the American Academy of Neurology. Neurology. 2010; 74(2): 173-176. Epub 2010/01/01.

63. Vibration therapy for pain. Lancet. 1992; 339(8808): 1513-1514. Epub 1992/06/20.

64. Smith KC, Comite SL, Balasubramanian S, Carver A, Liu JF. Vibration anesthesia: a noninvasive method of

reducing discomfort prior to dermatologic procedures. Dermatol Online J. 2004; 10(2): 1. Epub 2004/11/09.

65. Alam M, Levy R, Pajvani U, Ramierez JA, Guitart J, Veen H, et al. Safety of radiofrequency treatment over human skin previously injected with medium-term injectable soft-tissue augmentation materials: a controlled pilot trial. Lasers Surg Med. 2006; 38(3): 205-210. Epub 2006/03/15.

66. Weiss RA, Weiss MA, Munavalli G, Beasley KL. Monopolar radiofrequency facial tightening: a retrospective analysis of efficacy and safety in over 600 treatments. J Drugs Dermatol. 2006; 5(8): 707-712. Epub 2006/09/23.

67. Gliklich RE, White WM, Slayton MH, Barthe PG, Makin IR. Clinical pilot study of intense ultrasound therapy to deep dermal facial skin and subcutaneous tissues. Arch Facial Plast Surg. 2007; 9(2): 88-95. Epub 2007/03/21.

68. Phone interview with Dr. Thomas Hitchcock. 2012.

69. Badgwell Doherty C, Doherty SD, Rosen T. Thermotherapy in dermatologic infections. J Am Acad Dermatol. 2010; 62(6): 909-927; quiz 28. Epub 2010/05/15.

70. Rusciani A, Curinga G, Menichini G, Alfano C, Rusciani L. Nonsurgical tightening of skin laxity: a new radiofrequency approach. J Drugs Dermatol. 2007; 6(4): 381-386. Epub 2007/08/03.

71. Stampar M. The Pelleve procedure: an effective method for facial wrinkle reduction and skin tightening. Facial Plast Surg Clin North Am. 2011; 19(2): 335-345.

72. Section 5 - 510(k) Summary For EXILIS. In: DHHS, editor. 2009. p. 6.

# 6

# 填充剂填充术

## 用于眼周、额部和中面部的各种填充剂的介绍

　　眼周区域的外观在面部美学评估中非常重要，因为眼周区域可以给人传递的下意识的信息量非常之大。眼睛可以暗示性兴奋[1-2]、生育能力[3]和攻击性[4]，并且是通常进行观察的首要部位[5]，这是不会被社会经历所改变的天生本能，甚至存在于婴儿中[6]。故而我们可以理所当然地认为，上面部和中面部区域对一个人的第一印象影响很大[7]。

　　因此，改善这一区域的美学外观可以潜在地影响一个人受到的外界评价。多个研究显示，当接受过中面部和上面部年轻化治疗的人的照片瞬间展示出来后，可以得到更好的第一印象[8-11]。此外，研究还显示上面部和中面部的微创美容治疗可以增加一个人的自尊心和生活质量[10,12]。

　　这些重要的改善旨在减轻上面部和中面部的衰老迹象。衰老对于眼周和中面部区域的作用是很多因素综合作用的结果，包括重力作用、日光暴露、皮肤厚度变薄和容量流失[13]。吸烟的危害性再怎么强调都不为过，包括减慢伤口愈合、典型的口周老化、整体面部皮肤皱纹以及衰老进程的普遍加速[14-15]。年轻而美丽的女性面部引人注目，常常呈倒三角形，在颊部宽度最大，往下向颏部形成较窄的点。另外，对于女性饱满的颧骨、大眼睛和较小的颏部的偏好在人类文明进化过程中被保留下来，在全球各地发达地区和部落文化中都是如此[16]。然而，随着女性衰老，面颊部下垂会导致眼周凹陷的形成。当颊脂肪垫下移至下颌轮廓处时，"下颌松垂"就会出现，这会导致颏部呈现方形，这与倒三角形的女性面部轮廓相悖（图6.1）。女性面部衰老的下垂变化会导致面部呈现男性化特征[17]。

于是，面部美容外科医生将很多的注意力集中于眼周年轻化的任务上。一直以来，上面部和中面部年轻化包括除皱术和眼睑成形术等外科手术，来减轻长期重力作用的影响。具体来说，眶颧韧带随着衰老出现松弛，导致眼轮匝肌下脂肪下移和眶下缘骨架结构突出[18]。扩大眼睑成形术是将眶颧韧带和眼轮匝肌下脂肪进行悬吊，以达到中面部提升[19]。与此类似，面部除皱术是将向下移位的肌肉下腱膜组织进行再悬吊，以及对覆盖其上的多余的、变薄的皮肤进行修剪。这个将拉紧的皮肤再悬吊的过程减轻了面部的"松垂"表现。

近年来，微创皮肤年轻化治疗开始成为一种趋势，用于改善面部区域的美学外观。特别是软组织填充剂的流行，在近10年间增加了190%[20]，主要是因为与传统手术治疗相比，这些操作具有微创的特点。同样，这些微创治疗带来的不便更少，恢复期更短，总费用更少，总体风险更低，另外还消除了全身麻醉的风险。

重建流失的容量可以通过植入注射器预灌装的填充剂、自体脂肪或者假体来解决。使用软组织填充剂填充颊部和眶下区域，可以改善下睑轮廓缺陷、提升睑颊基底、重建眉部年轻态——从本质上说，就是加强了眼部的框架结构。无明显容量缺失以及无须进行眼睑成形术来解决眼周衰老问题的患者，是使用注射器预灌装填充剂进行门诊填充治疗的合适对象。对于那些容量流失较严重或者需要较多的填充剂

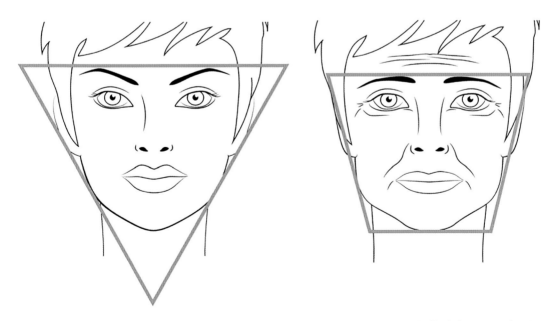

图6.1　一个年轻的女性面部通常呈倒三角形，而一个衰老的面部随着时间推移会下垂，并且颊部变得更加近似方形

才能达到预期效果的患者，自体脂肪移植注射可能更适合他们。自体脂肪移植的优势在于效果更加持久，移植物可能更长期地存活，而劣势在于供区会受到一定程度的创伤和手术时间较长[21]。

　　一般来说，面部填充剂可分为四类：透明质酸、合成填料、自体脂肪和胶原。它们也可以根据填充深度分类：真皮下层（即羟基磷灰石钙，或称 Radiesse）和真皮内（透明质酸，或称 Restylane、Perlane 及 Juvéderm）[22]。根据资深作者的经验，每种填充剂都有独特的物理性质，可以在具体患者的治疗中获得特定的效果。在决定采用哪一种填充剂最适合患者治疗之前，首先考虑填充剂的物理特性非常重要。

## 透明质酸

　　透明质酸（hyaluronic acid，HA）是一种胶原替代产品，它们具有多种化学材料上相似但物理结构不同的产品。HA 是一种天然存在的大分子黏多糖，是所有结缔组织的主要组成成分，没有种属或组织特异性[22]。HA 是一种非动物源性产品，所以不存在潜在的免疫性不良反应的风险。因此，在注射前不需要进行过敏测试。另外，HA 在皮肤水合中起到重要作用；随着衰老，HA 含量的减少会导致皮肤厚度变薄及皮肤皱纹和沟壑增加。

　　HA 是美国最受欢迎的软组织填充剂，在 2010 年占所有填充剂治疗的 85%[23]。Restylane（中文商品名：瑞蓝）/Perlane（Medicis Aesthetics，Scottsdale，AZ）和 Juvéderm（中文商品名：乔雅登）Ultra/Ultraplus（Allergan，Irvine，CA）是使用最多的用于美容整形的真皮填充剂产品。无明显衰老相关的面部容量流失的患者都可以接受 HA 注射治疗。另外，HA 在注射后 12~24 h 内可以被透明质酸酶完全溶解。FDA 认可 Juvéderm 在首次治疗后可维持 12 个月，而在注射过 Restylane 的患者再次注射治疗时可维持 18 个月。然而，有证据显示这两种 HA 都可以存在 1 年以上，曾有案例报道 Restylane 维持 5 年以上[24]。一份 2007 年的报告显示，HA 可以刺激胶原合成[25]，有可能是这个原因导致维持时间延长。如果注射剂量大或者进行早期的重复治疗，产品似乎可以在组织内维持更长时间，可超过 36 个月[26]。虽然目前市场上的软组织填充剂产品常常被认为可以互相替代，但是每一种 HA 填充剂都有其特性，这一点在评估注射患者时应给予充分考虑[27]。

　　Juvéderm 在市场上被认为是一种"更加顺滑的填充剂"，含有凝胶状的浓度为 24 mg/ml 的 HA，亲水性是 Restylane 的 6 倍[28]。相对而言，Restylane 的抗形变能力是 Juvéderm 的 6 倍，这取决于它的流变学特性 G'[28]。资深作者通常是基于 Restylane 和 Juvéderm 的不同特性来选择适合某一个特定适应证的 HA。使用 Juvéderm 填充过的区域通常更加饱满而弥散，因为它会吸收水分。另外，Juvéderm 的填充效果还会受到身体当时含水量的影响。因此，在注射时应该充分考虑它的高亲水性特点。由于 Juvéderm 高亲水性的特性，Juvéderm 的填充效果通常更加弥散。

对于面颊间隙，Juvéderm 固有的弥散的填充效果更加有利。然而在眶下泪沟区域，Restylane 更受青睐。在填充眶周区域的疏松蜂窝组织时，Restylane 和 Juvéderm 之间的差异会非常显著。在治疗该区域时，资深作者更喜欢使用 Restylane 而不是 Juvéderm，因为后者会吸水肿胀，从而导致产生肿胀的下睑黑眼圈，看起来疲倦且不美观。丁达尔效应（Tyndall effect）是 HA 和液体的光学室反射了蓝色光线的效应，虽然它在 Juvéderm 和 Restylane 填充下睑区域后都可能出现，但使用 Juvéderm 出现的可能性更大。在皮肤较薄而透明的患者中，这种发蓝的效应会更加明显而引人注意。

Perlane 和 Juvéderm Ultraplus 都属于较大颗粒的 HA 产品。虽然 Perlane 和 Juvéderm Ultraplus 与它们相应的小颗粒型号产品 HA 浓度相同，但更大的颗粒粒径为软组织深层填充及可能的更长的维持时间提供了更坚实的选择[29]。然而，临床可观察到的效果差异并不是很明显，常常不能与产品更高的价格平齐。

除了目前市场上在售的 HA 填充剂，大颗粒的艾尔建 Voluma 和 Restylane SubQ 对于面部塑形具有潜在优势。另外，Belotero（Merz Aesthetics，San Mateo，CA）是一种均质平滑的单相 HA，报告称其在填充矫正时没有丁达尔现象的风险，这是由于它的专利——高黏、多致密化基质的特性。它可能会被证明是一种更好的用于填充泪沟的产品。

## 合成填料

与前述 HA 产品不同，Radiesse（Merz Aesthetics，San Mateo，CA）是一种合成的可注射植入物，由悬浮于羧甲基纤维素钠凝胶状载体中的平滑的羟基磷灰石钙（calcium hydroxylapatite，CaHA）微球组成。它是一种比 HA 更加坚实的面部填充剂，对于更深在的皱纹和沟槽治疗效果更好[30]。在注射后，机体会缓慢降解 CaHA 微球，治疗维持时间估计在 6~12 个月。它被 FDA 批准用于矫正中重度的面部皱纹和沟槽，以及脂肪营养不良。与前述的 HA 产品一样，Radiesse 不含有动物制品，所以在使用前无须做过敏测试。CaHA 尤其适用于增强骨性突出结构，例如为皮肤较厚的患者加强颧骨区域。与 HA 不同，CaHA 的亲水性很低，要注意不要在浅层或者弥散地注射该产品。CaHA 会被酶裂解而代谢，有证据显示在 9 个月时会出现微球吸收[31]。资深作者使用 CaHA 的经验是它可以稳定地、可预测地维持 9~12 个月的时间，在不同患者中没有差异。

聚左旋乳酸（Sculptra，Sanofi Aventis，Bridgewater，NJ）是一个依靠可控的异物生物刺激效应来逐渐而细微地增加容量的产品，受到了很多医生和患者的青睐。然而，过于强大的效果有时候也会成为问题，其会导致结节，偶尔还会导致肉芽肿[32]。该产品主要用于有全面部整体容量增加需求而又没有足够自体脂肪的患者。聚左旋乳酸可能会通过水解作用和细胞外的酶被降解，随后被巨噬细胞吞噬[31]。经过 3 次治疗的疗程后，它预计可以维持 12~18 个月的时间。

其他较少使用的填充剂包括永久性硅材料（Silikon 1000 纯化的聚二甲硅氧烷，Alcon Laboratories，Fort Worth，TX）和聚甲基丙烯酸甲酯（polymethylmethacrylate，PMMA）（中文商品名为爱贝芙，Artefill，Suneva，San Diego，CA）。这些产品的坚实质地在填充上唇细纹、瘢痕和深在侵蚀样真皮皱纹时具有优势，然而不适用于眼周填充。

## 自体脂肪

自体脂肪移植通常不在诊所环境中使用，但是对于较大容量的增容需求非常有效，并且倾向于比 HA 真皮填充剂维持更久的时间。再有，除了重建容量的作用外，近期还发现头颈区域自体脂肪移植的辅助作用展现了良好的前景，包括对于上覆皮肤的年轻化作用。目前还不清楚这种再生作用的原因，然而已经有可靠证据显示脂肪源性间充质干细胞在这种再生效应中发挥了作用[33]。

## 胶原

胶原（Zyderm，Inamed，Santa Barbara，CA）是第一个获得 FDA 批准用于美容需求的牛胶原填充剂，注射在真皮深层用于填充细纹。然而，当 Restylane 在 2003 年获得 FDA 批准后，胶原的高过敏性测试和有限的维持时间最终导致其被弃用。2008 年 6 月，FDA 批准了猪源性胶原产品 Evolence（Johnson & Johnson，New

Brunswick，NJ）后，胶原出现了一个短期的再流行。它不需要进行过敏皮试，对于鼻唇沟预期可以达到较好的美容改善（维持 12 个月）。遗憾的是，该产品由于没有达到经营目标而在 2009 年停产。

## A型肉毒杆菌毒素

肉毒杆菌毒素常常作为软组织填充剂的辅助治疗，所以值得在此特别提及。举例来说，在使用肉毒杆菌毒素治疗额部动态皱纹后，可以使用填充剂填充该处残留的静态皱纹。恰当地应用软组织填充剂并结合（或不结合）神经毒素治疗，可以产生微妙而强烈的面部容貌改善。

软组织填充剂在患者安全性方面总体来说很好。然而，并发症也是有可能会发生的。随着人们对微创面部年轻化治疗的需求增加，接受软组织填充剂治疗的患者相应增加，并发症的数量也随之增加。正因为如此，向患者提供此项治疗的医生应该充分了解注射技术，也许更重要的是，应该了解面部分析的原则，以此来决定是否使用这些技术。如果需要进行治疗，应该了解在什么部位注射填充剂才能达到某个特定的改变。

# 注射前的患者评估

在评估有面部年轻化诉求的患者时，最好像其他患者面诊一样开始评估，即采集病史并聚焦于引导患者说出对于他们外貌的主要诉求。尤其应该注意他们对于面部的主要关注点，以及他们希望改变容貌的哪些具体方面。这可能包括任何方面，如凹陷性瘢痕、玫瑰痤疮、明显变薄的唇部以及眼周皱纹。这一点很关键，因为医生认为可能是造成患者衰老容貌的主要方面，而实际上可能并不对患者造成困扰。为了达到让患者总体满意的效果，在治疗方案中针对他们的主要关注点是非常重要的 [34]。

患者也可能因更宽泛的关于感觉或看起来"变老"的诉求而就诊，并就有哪些治疗有助于改善其整体容貌来征询医生的意见。对这些患者来说，整体的面部分析方法比那些只针对单个具体问题的方法更为重要。在采取整体的面部分析方法时，医生可以检查患者，看看是否有可能通过微小的改变来恢复面部更年轻的外观，从而使面部"焕发青春"。这是通过将衰老对面部的一般影响牢记于心来实现的，即前面提到的组织松弛增加、"松垂"及（皮肤和脂肪）容量减少[18]。为了达到这一效果，联合使用神经毒素和填充剂治疗后的轻微改变可以对患者产生微妙但明显的积极影响。

　　Dayan 和 Arkins 展示了一个 37 岁健康高加索女性案例，她因为希望有一个更年轻的外表而就诊（图 6.2a, b）[17]。面部分析发现其存在轻度颞部容量流失，中度额部、眉间和眼周皱纹。按照人的注意力首先被吸引到眼睛的原理，重点关注这个区域。具体来说，使用 HA 来恢复眶周和颞部容量，从而使面部呈现倒置上提的变化，不再呈现方形。这样就得到了一个整体上更显年轻的女性外观。采用 ona-A 型肉毒杆菌毒素联合软组织填充剂治疗额 / 颞区域皱纹。有关注射技术的细节内容请参阅本章的下一部分。

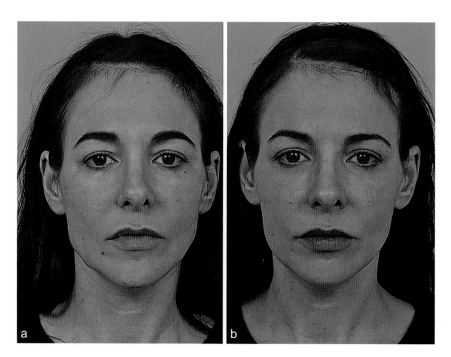

图 6.2 （a）一位 37 岁女性在眼周年轻化治疗前的照片；（b）治疗后 2 周可见面部容量流失和皱纹均有显著改善

## 注射技术

　　眼周年轻化最重要的一个方面是更植根于理解是什么让一个人觉得有吸引力的能力。这种分析往往比选择一种特定的产品和注射技术更为重要。我们必须明白，从本质上说，美在潜意识上可以作为我们适应性进化过程中的指标，用来描绘我们的健康和活力。后扣带回皮质和杏仁核中的神经通路处理面部特征[35]，并决定某种情绪反应，使人类能够在39~100 ms内做出性格判断[35-37]。

此外，任何美容性改善的一个基本要素是，这种改变必须表现为自然的并保持在潜意识中的。一旦提升到能意识到的层面，美所带来的愉悦效果就会大大减弱[38]。哪怕是最轻微的美容性改善的迹象，都可能使原始的潜意识认识到，有些事情已经发生了，而在这种表象之下可能存在着遗传缺陷。同样的道理，当化妆适度时，女性得到的评价会更好；而化妆过度时，女性得到的评价反而更差[39]。

如前所述，眼睛通常是最先被观察的部位[5,40]。然而，一直以来，眼周年轻化并不是软组织填充剂治疗的主要焦点。可能是受到FDA所批准适应证的影响，软组织填充剂长期以来一直被用于鼻唇沟区域的治疗。然而，加强对这一区域的治疗并不总是可取的。填充鼻唇沟会加强并吸引更多的注意力于面部下1/3，这可能会使颏部看起来更大，下颌看起来更方。资深作者认为，这种视觉效果是男性化的，甚至形似猿人的，应该在女性中避免。相比之下，在面部上1/3和中1/3使用填充剂，可以减轻下睑轮廓缺陷，提升睑颊基底并使眉部年轻化，从而使面部变得更女性化。这样做时，医生可以直接使用填充剂来处理衰老所带来的萎缩、脂肪流失和骨骼变化。

在治疗眼周区域时，应该尽量让眼睛看起来大一些，部分原因是眼睛看起来越孩子气，女性的面部就越有吸引力。孩童的眼睛大而颜色浅，间距比成年人的稍远。眼睛外侧眼角位于内眼角上方2 mm也被认为是极具吸引力的。除了这种轻微的倾斜外，在不同文化中，眼睛相距越远，都会显得越有吸引力[41]。

除了在更大的潜意识美学辨识度的背景下进行治疗外，使用钝针代替锐针进行填充剂注射可以立即起到效果，并且并发症最少。使用钝针时，注射者能够将填充剂施打于较深的层次，从而在治疗中不过于注重浅层皱纹的填充，还能够避免通常与浅层治疗相关的瘀斑、不适和水肿。此外，使用钝针使得注射者可进行皮下软组织剥离以选择一个精确的平面来注入填充剂。非常重要的是，从理论上讲使用钝针代替锋利的锐针操作，可以减少向血管内意外注射填充剂的可能性，这是一种灾难性的并发症。

需要注意的是，在使用钝针时，需要克服一个适度的学习曲线。用1%利多卡因稀释填充剂可以提高产品的延展性。在注射完成后，将填充剂按摩到位。需要注意的是，使用钝针比使用对应的锐针注射时需要更大的推注力。虽然钝针注射填充剂所需要的额外力量并不会增加疼痛感，但是增加的推注力可能会在一开始使接受过锐针注射但未被告知这两种注射方法区别的患者感到不安。

此处将对前述 37 岁高加索女性案例的治疗技术做一概述。

首先，用乙醇和聚维酮碘消毒面部。其次，用 2.2 ml 抑菌生理盐水配制 ona-A 型肉毒杆菌毒素（Botox Cosmetic，Irvine，CA），最终稀释得到每 0.1 ml 含 3 个单位的浓度。将配制好的 ona-A 型肉毒杆菌毒素注射于降眉间肌、额肌、皱眉肌、眼轮匝肌和咬肌（共使用 90 个单位）。采用钝针注射填充剂可辅助填充剂的精准施打。一旦确定了正确的填充位置和层次，钝针以扇形前后移动并缓慢注射。这会使产品填充得更加平滑和均匀。

接下来，准备 Restylane。使用 2 ml 的 1 ml Restylane 与 0.1 ml 生理盐水和 0.11 ml 1% 利多卡因混合。将混合物用 22 号 70 mm 钝针注射入颞部区域。然后用 2 ml 的 1 ml HA、0.2 ml 生理盐水和 0.1 ml 1% 利多卡因的混合物治疗颧部区域，同样使用钝针。注射后，用手将该区域塑形来确保填充剂被平滑、恰当地置入。这一点对于避免患者随后感觉到（或看到）难看的团块非常重要。

另一个案例是通过使用真皮填充剂和肉毒杆菌毒素得到的微妙变化，打造出倒置方向的三角形面部并且将注意力吸引到眼睛，如图 6.3a~c 所示。图中，一位 30 岁女性接受了一系列治疗，包括 ona-A 型肉毒杆菌毒素治疗眉部和咬肌、CaHA 填充剂填充面颊、HA 填充剂填充唇部以及接下来的点阵二氧化碳激光治疗。此外，使用比马前列素治疗了睫毛，在第一眼看时就将更多的注意力吸引到眼部。这些照片拍摄于治疗后的 19 个月内。值得注意的是，患者在这期间的体重是保持不变的。

这个案例很有意义，因为它强调了眼睛和面部上 1/3，而不是面部下 1/3，使得患者的面部更加女性化。特别是在该案例中，在咬肌注射神经毒素使得下颌变窄。通过对唇部进行 HA 填充，也巧妙地将注意力吸引到了嘴唇上。

虽然女性一直以来占据整形手术患者总数的 90% 左右，但男性也是一个不断增长的群体，他们也可以从眼周填充剂治疗中受益。有趣的是，男性和女性在增加眼部吸引力的处理上是不同的。在女性，眼睛和周围皮肤的对比越明显，越多的注意力就会被吸引到眼睛部位，而她的眼睛就会显得越有吸引力；然而在男性中，深色的眼睛尤其是眼睛深陷时，会显得有攻击性。

在治疗男性患者时，美容医生应尽量强调男性的第二性征特点，同时避免过分强调显示男性强势的特征。过度强势的面部特征可能会被认为是负面的和具有威胁性的。下巴过宽、眉部沉重或深色的眼睛可能暗示一位男性是好斗的、强势的、不友好的、有威胁性的、反复无常的、控制欲强的、喜欢操控的、强制的或自私的[42]。

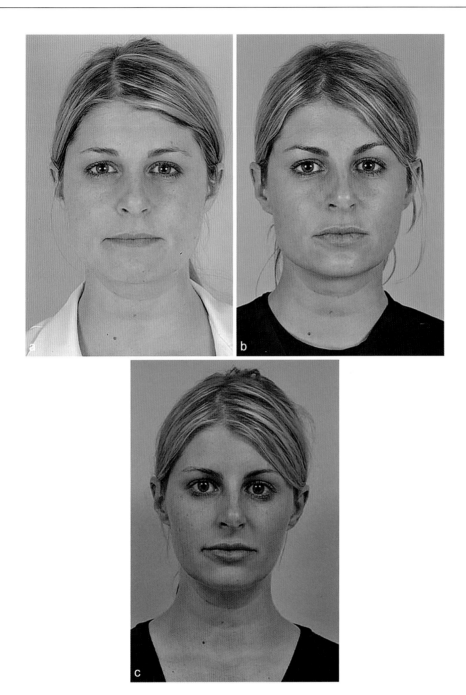

图 6.3　A 型肉毒杆菌毒素、0.03% 比马前列素和羟基磷灰石钙治疗面部中、上 1/3。（a）基线；（b）术后 12 个月；（c）术后 18 个月

人们对于男性面部特征不成比例的排斥态度很可能是由于其在母体子宫内睾酮水平较高。睾酮水平较高与强势、好斗和可能的暴力倾向有关[43]。因此，对具有这种生理特征的人产生恐惧已经成为一种进化适应[44]。

一位 42 岁的男性理发师觉得自己的面部形象使人们容易误解他的性格，并因为眉部沉重、额骨突出和面部凹陷，使客户对他的业务产生反感。经过一系列 ona-A 型肉毒杆菌毒素（Botox Cosmetic，Allergan, Irvine，CA）为期 3 年以上（总共 12 次治疗）对于眉部的治疗（30~45 个单位），得到的效果是可恢复的愤怒表情减少和长期的皱眉肌肌肉减小。一系列聚左旋乳酸（Sculptra，Sanofi Aventis，Bridgewater，NJ）注射填充治疗中面部凹陷，治疗时间在 2 年以上，一次治疗使用 1 支（1.0 ml）HA（Restylane，Medicis，Scottsdale，AZ），预混了 0.3 ml 含肾上腺素的利多卡因，使用 25 号 50 mm 钝针（Merz Aesthetics，San Mateo，CA）将混合物注射在前额区域，修饰了额骨突出的问题（图 6.4a，b）。

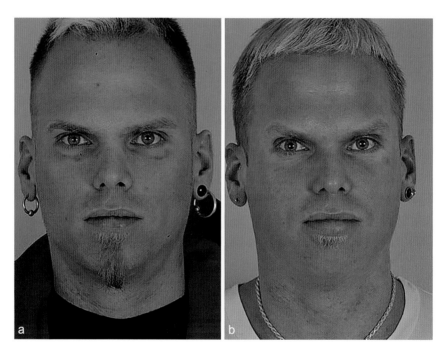

图 6.4　A 型肉毒杆菌毒素和聚左旋乳酸治疗眉部沉重、额骨突出和面部凹陷。（a）基线；（b）术后 3 年

## 注射后的护理和随访

根据资深作者的经验，除了使用冰袋外，注射后的最低限度护理是必需的。术后不常规使用抗生素。患者可立即看到真皮填充剂的效果，并在最初 24~48 h 内效果逐渐增加。后续护理由临床医生决定，但应统一告知患者发生任何迟发性并发症

时应寻求随访护理，如下一节所述。一般来说，任何与红斑、网状图案、皮肤变白、肿块或脱皮有关的情况都应引起临床医生的注意。

## 并发症及其预防

在美国，软组织填充剂注射是仅次于肉毒杆菌毒素注射的最流行的医学美容治疗[17]。随着人们对微创面部年轻化治疗的需求越来越大，这些注射治疗变得越来越流行。一般来说，患者希望在最短的误工期内获得显著的效果，填充剂注射对两者都能满足。

软组织填充剂注射整体安全性很好；然而，也可能发生并发症。一般情况下，并发症是基于严重程度（严重的或轻微的）及发病时间[即刻的、早期的（24~48 h）和迟发的]来分类的。与注射部位相关的面部填充剂注射的轻微并发症包括疼痛、水肿和红斑[42]。这些并发症通常是短暂的，并且在 1 周内消退，没有后遗症[42]。

有时，注射太浅可能会导致不希望出现的肿块或皮肤内可触及的珠状团块，可能会持续几个月。这些情况可能需要使用透明质酸酶和软组织按摩治疗，以加速可触及的皮肤团块的吸收。软组织填充剂的移位也可能导致不理想的或畸形的外观，特别是在瘢痕附近注射时容易出现。某些挛缩的瘢痕可能会阻挡填充剂的精确注射，导致附近的真皮隆起，而不是在受影响的区域正下方。

牛胶原蛋白注射液由于是流动的免疫抗体，可能引起过敏反应。胶原治疗的禁忌证包括对牛产品或牛肉过敏、使用类固醇或其他免疫抑制药物、有自身免疫性疾病病史或妊娠[19]。然而，这些反应在注射 HA 产品或同种异体胶原后不会发生[19]。事实上，在引入含有少量蛋白质的高纯度产品后，注射 HA 后超敏反应的发生率下降到 0.02%[43]。

重要的是，软组织填充剂注射部位的感染常被误认为是"过敏反应"，按照这一诊断，治疗是无效的。已经有人提出，在那些被误认为对软组织填充剂有"高敏感性"反应的患者中，低级别的细菌感染可能在延迟发作的不良反应中起作用，因此对这些患者应立即和积极地使用抗生素治疗[43]。在评估皮肤或软组织反应的患者时，同样重要的是要评估软组织填充剂的维持时间。虽然它们普遍被认为是短效的，但 Restylane 已经被报道在注射后可维持 5 年之久[21]。

少数情况下，易感患者可能出现疱疹复发和局部细菌感染[19]。对这些患者应及时和积极地给予抗病毒药物治疗和局部伤口护理。

相比皮肤水肿或红斑等软组织填充剂注射后的轻微并发症，出现任何即刻或早期皮肤变白，皮肤变暗或变紫色，或出现紫色网状图案时，必须考虑可能是即将发生皮肤坏死的表现，直到证明危险排除[42]。即将发生的皮肤坏死是由于受累部位的血供中断造成的，是软组织填充剂注射的严重并发症。据报道，这种并发症与各种填充剂相关，在胶原和 HA 填充剂的发生率估计为 0.001%（图 6.5）[42]。

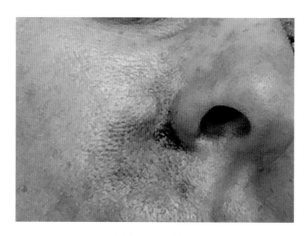

图 6.5　注射后 24 h 的继发性坏死

继发的坏死是由于血管损伤引起的——当填充剂被直接注射到供应某个皮肤区域的血管中，或者注射到邻近的区域，导致受累的面部血管受到压迫。某些部位的皮肤比其他部位发生坏死的概率要高。据报道，眉间区域的坏死通常比鼻翼或鼻唇沟坏死更常见，可能是由于当供给滑车上动脉的微循环分支被阻塞时，该区域的侧支循环不足[42]。深层注射更容易出现这种并发症。

Dayan 等发表的继发皮肤坏死的治疗方案（表 6.1）包括立即停止注射，接着注射 10~30 单位的透明质酸酶（在透明质酸酶皮试后注射，以确保对该物质没有过敏反应），将 1/2 英寸（1.27 cm）2% 硝酸甘油糊膏涂于患处，用温敷法对患处进行按摩，开始阿司匹林（和抗酸药）治疗，局部应用真皮细胞氧气浓缩物（Dermacyte Oxygen Concentrate，Oxygen Biotherapeutics，Inc.，Durham，NC），每日随访患者直至临床好转[42]。虽然目前推荐使用更高剂量的透明质酸酶，但是不建议每 2 cm² 的血管损伤面积达到 150 单位。

意外向血管内注射了填充剂也可能导致不可逆的视力丧失或脑血管损伤，该并发症非常罕见，但一旦发生就是灾难性的[19]。在一项大型回顾性图表总结中，Park 等回顾了在 9 年的时间内将美容性填充剂注射至眉间或鼻唇沟区域的患者病历，以强调视网膜动脉栓塞的发生率[45]。这一不良事件的发生机制是在眉间区或鼻唇沟注射时，注射材料通过滑车上动脉、内眦动脉或鼻背动脉逆行进入眼动脉或视网膜动脉，随后造成动脉栓塞[45-46]。他们找到 12 位遭遇填充剂注射相关的视网膜动脉栓塞患者（发生率：自体脂肪＞透明质酸＞胶原）。每位患者在注射后立即出现疼痛、失明，1 例进展为脑梗死，所有患者的视力预后都很差。任何在注射后出现视力下降或眼睛疼痛的患者，在被证明排除这种并发症之前，都应被视为这种并发症。应该立即进行眼科检查和脑部 MRI 检查。从理论上讲，治疗目的应该是迅速有效地降低眼压，以便将栓子释放到更下游的位置，尽管对于医源性视网膜栓塞尚无安全、可行和可靠的治疗方法[46]。

在面部美容注射过程中，有一些措施可以最大限度地降低医源性眼动脉栓塞的风险。在任何可能的情况下，注射时都应该使用局部血管收缩剂。注射前应进行回抽，以排除锐针或钝针置入血管的可能性。理论上，越小的针越好。然而，很直观的是更小直径的钝针更容易穿透血管。因此，笔者推荐使用直径较大的钝针（25～27 号规格）。钝头灵活的针和钝针相对锐针来说更受青睐。填充剂注射的体积应该是有限的（每次＜0.1 ml），应缓慢注射，并且要以较低的压力推注该物质，这一点很重要[46]。

表 6.1　识别和处理继发性坏死

| 表现 | 即刻或早期变白，继而该区域颜色变暗或变为紫色 |
|---|---|
| 治疗 | 停止注射<br>进行透明质酸酶皮试<br>每 2 cm×2 cm 面积注射 10～30 U 透明质酸酶<br>将 1/2 英寸（1.27 cm）2% 硝酸甘油软膏涂抹在该区域并按摩，进行加压温热敷<br>开始 325 mg 阿司匹林和抗酸剂治疗<br>外用真皮细胞氧气浓缩物治疗，每日两次 |
| 进一步处理 | 每天随访患者栓塞 / 坏死症状的进展情况<br>按需继续每日使用透明质酸酶和 2% 硝酸甘油软膏<br>继续使用阿司匹林、抗酸剂和局部氧疗，直到伤口愈合<br>如果水肿加重，给予甲泼尼龙剂包<br>对于上述治疗方法无效的进展性坏死考虑使用高压氧治疗 |

## 小结

通过在眼周注射软组织填充剂来增加容量是整形外科医生的一个重要工具。如果操作正确，眼周年轻化可以让眼睛恢复正常状态，并将人们的注意力吸引到这一极具表现力的区域，而不是通常与衰老迹象联系在一起的面部下 1/3。

# 参考文献

1.  Hamel RF. Female subjective and pupillary reaction to nude male and female figures. J Psychol. 1974; 87(2d Half): 171-175.

2.  Aboyoun DCD, James M. The Hess pupil dilation findings: sex or novelty. Soc Behav Pers. 1998; 26: 415-419.

3.  Laeng B, Falkenberg L. Women's pupillary responses to sexually significant others during the hormonal cycle. Horm Behav. 2007; 52(4): 520-530.

4.  Grammer K, Fink B, Moller AP, Thornhill R. Darwinian aesthetics: sexual selection and the biology of beauty. Biol Rev Camb Philos Soc. 2003; 78(3): 385-407.

5.  Hickman L, Firestone AR, Beck FM, Speer S. Eye fixations when viewing faces. J Am Dent Assoc. 2010; 141(1): 40-46.

6.  Hoehl S, Wiese L, Striano T. Young infants' neural processing of objects is affected by eye gaze direction and emotional expression. PLoS One. 2008; 3(6): e2389.

7.  Nguyen HT, Isaacowitz DM, Rubin PA. Age-and fatigue-related markers of human faces: an eyetracking study. Ophthalmology. 2009; 116(2): 355-360.

8.  Dayan SH, Arkins JP, Gal TJ. Blinded evaluation of the effects of hyaluronic acid fillers injections on first impressions. Dermatol Surg. 2010; 36 Suppl 3: 1866-1873.

9.  Dayan SH, Lieberman ED, Thakkar NN, Larimer KA, Anstead A. Botulinum toxin a can positively impact first impression. Dermatol Surg. 2008; 34 Suppl 1: S40-47.

10. Dayan SH, Arkins JP, Vaswani D, Christopher K. An open-label, prospective study to assess altering selfesteem following calcium hydroxylapatite injections. Anglais. In Peer-review.

11. Rzany B, Cartier H, Kestemont P, et al. Full-face rejuvenation using a range of hyaluronic acid fillers: effi -cacy, safety, and patient satisfaction over 6 months. Dermatol Surg. 2012; 38(7 Pt 2): 1153-1161.

12. Dayan SH, Arkins JP, Patel AB, Gal TJ. A doubleblind, randomized, placebo-controlled healthoutcomes survey of the effect of botulinum toxin type A injections on quality of life and self-esteem. Dermatol Surg. 2010; 36: 2088-2097.

13. Flint PW, Haughey BH, Lund VJ, Niparko JK, Richardson MA. Cummings otolaryngology: head & neck surgery review. 5th ed. Philadelphia, PA: Elsevier; 2010.

14. Czogala J, Goniewicz ML, Czubek A, Golabek K, Sobczak A. Effect of tobacco smoking on skin and mucosa appearance, ageing and pathological conditions. Przegl Lek. 2008; 65(10): 732-736.

15. Horoszkiewicz-Hassan M. Influence of natural active compounds on the skin in tobacco smokers. Przegl Lek. 2009; 66(10): 882-884.

16. Jones D, Hill K. Criteria of facial attractiveness in five populations. Hum Nat. 1993; 4(3): 271-296.

17. Dayan SH, Arkins JP. The subliminal difference: a new treatment philosophy. J Drugs Dermatol. 2012; 11(3): 10-11.

18. Tan K, Oh S-R, Priel A, Korn B, Kikkawa D. Surgical anatomy of the forehead, eyelids, and midface for the aesthetic surgeon. In: Massry GG, Murphy MR, Azizzadeh B, editors. Master techniques in blepharoplasty and periorbital rejuvenation. New York: Springer; 2011. p. 11-24.

19. Rohrich RJ, Arbique GM, Wong C, Brown S, Pessa JE. The anatomy of suborbicularis fat: implications for periorbital rejuvenation. Plast Reconstr Surg. 2009; 124(3): 946-951.

20. American Society of Plastic Surgeons 2011 Plastic Surgery Statistics Report. ASPS National Clearinghouse of Plastic Surgery Procedural Statistics. 2012; http: //www.plasticsurgery.org/Documents/newsresources/ statistics/2011- statistics/2011_Stats_Full_Report.pdf . Accessed April 19, 2012.

21. Buckingham ED, Bader B, Smith SP. Autologous fat and fillers in periocular rejuvenation. Facial Plast Surg Clin North Am. 2010; 18(3): 385-398.

22. Yanoff M, Duker JS. Ophthalmology. St. Louis, MO: Elsevier; 2008.

23. The American Society of Aesthetic Plastic Surgery. 2010 Statistics from The American Society of Aesthetic Plastic Surgery. 2011; http: //www.surgery. org/sites/default/files/Stats2010_1.pdf . Accessed April 26, 2011.

24. Dayan SH, Arkins JP, Somenek M. Restylane persisting in lower eyelids for 5 years. J Cosmet Dermatol. 2012; 11(3): 237-238.

25. Wang F, Garza LA, Kang S, et al. In vivo stimulation of de novo collagen production caused by cross-linked hyaluronic acid dermal fillers injections in photodamaged human skin. Arch Dermatol. 2007; 143(2): 155-163.

26. Narins RS, Brandt FS, Dayan SH, Hornfeldt CS. Persistence of nasolabial fold correction with a hyaluronic acid dermal fillers with retreatment: results of an 18-month extension study. Dermatol Surg. 2011; 37(5): 644-650.

27. Carruthers J, Cohen SR, Joseph JH, Narins RS, Rubin M. The science and art of dermal fillers for soft-tissue augmentation. J Drugs Dermatol. 2009; 8(4): 335-350.

28. Kablik J, Monheit GD, Yu L, Chang G, Gershkovich J. Comparative physical properties of hyaluronic acid dermal fillers. Dermatol Surg. 2009; 35: 302-312.

29. Gold M. Aesthetic update: what's new in fillers in 2010? J Clin Aesthetic Dermatol. 2010; 3(8): 36-45.

30. Sundaram H, Voigts B, Beer K, Meland M. Comparison of the rheological properties of viscosity and elasticity in two categories of soft tissue fillers: calcium hydroxylapatite and hyaluronic acid. Dermatol Surg. 2010; 36 Suppl 3: 1859-1865.

31. Lemperle G, Morhenn V, Charrier U. Human histology and persistence of various injectable fillers substances for soft tissue augmentation. Aesthetic Plast Surg. 2003; 27(5): 354-366; discussion 367.

32. Hamilton DG, Gauthier N, Robertson BF. Late-onset, recurrent facial nodules associated with injection of poly-l-lactic acid. Dermatol Surg. 2008; 34(1): 123-126.

33. Mazzola RF, Cantarella G, Torretta S, Sbarbati A, Lazzari L, Pignataro L. Autologous fat injection to face and neck: from soft tissue augmentation to regenerative medicine. Acta Otorhinolaryngol Ital. 2011; 31(2): 59-69.

34. Dayan SH. What is beauty, and why do we care so much about it? Arch Facial Plast Surg. 2011; 13(1): 66-67.

35. Schiller D, Freeman JB, Mitchell JP, Uleman JS, Phelps EA. A neural mechanism of first impressions. Nat Neurosci. 2009; 12(4): 508-514.

36. Willis J, Todorov A. First impressions: making up your mind after a 100-ms exposure to a face. Psychol Sci. 2006; 17(7): 592-598.

37. Bar M, Neta M, Linz H. Very first impressions. Emotion. 2006; 6(2): 269-278.

38. Winston JS, O'Doherty J, Kilner JM, Perrett DI, Dolan RJ. Brain systems for assessing facial attractiveness. Neuropsychologia. 2007; 45(1): 195-206.

39. Richetin J, Croizet J-C, Huguet P. Facial make-up elicits positive attitudes at the implicit level: evidence from the implicit association test. Curr Res Soc Psychol. 2004; 9(11): 145-165.

40. Hickman L, Firestone AR, Beck FM, Speer S. Eye fixations when viewing faces. J Am Dent Assoc. 2010; 141(1): 40-46.

41. Cunningham MR, Roberts AR, Barbee AP, Druen PB, Wu C-H. Their ideas of beauty are, on the whole, the same as ours: consistency and variability in the crosscultural perception of female physical attractiveness. J

Pers Soc Psychol. 1995; 68(2): 261-279.

42. Grammer K, Fink B, M.ller AP, Thornhill R. Darwinian aesthetics: sexual selection and the biology of beauty. Biol Rev Camb Philos Soc. 2003; 78(3): 385-407.

43. Studer LH, Aylwin AS, Reddon JR. Testosterone, sexual offense recidivism, and treatment effect among adult male sex offenders. Sex Abuse. 2005; 17(2): 171-181.

44. Dabbs JM, Jurkovic GJ, Frady RL. Salivary testosterone and cortisol among late adolescent male offenders. J Abnorm Child Psychol. 1991; 19(4): 469-478.

45. Park SW, Woo SJ, Park KH, Huh JW, Jung C, Kwon OK. Iatrogenic retinal artery occlusion caused by cosmetic facial fillers injections. Am J Ophthalmol. 2012; 154(4): 653-662. e651.

46. Lazzeri D, Agostini T, Figus M, Nardi M, Pantaloni M, Lazzeri S. Blindness following cosmetic injections of the face. Plast Reconstr Surg. 2012; 129(4): 995-1012.

# 眼周脂肪移植：三维提升术

眼睛可能是所有人外表中最亲密的部分。作为美容整形外科医生，我们主要关注的是上睑的垂直维度和下睑多余脂肪或皮肤的问题。现如今，我们应该清楚地看到，在眼周区域有一个重要的三维元素——这一点直到最近才被人们重视起来。现在，我们明白了不仅要提升组织或去除"不需要的"脂肪，而且要将皮肤向特定的前方提升，远离它所覆盖的骨骼和软组织结构[1]。

虽然某些时候和场合需要施行传统的组织切除手术，但填充的重要性怎么强调也不过分。现如今，非常多的医护人员正在使用各种填充剂（"液态提拉"），试图在不进行手术切开和切除的情况下恢复年轻的外观。注射脂肪移植的概念已经为大家所熟知，但理解为什么这种材料在恰当使用时优于其他材料以及它是如何起效的，仍然被认为是新兴的概念。

作为医生，我们有责任首先做出正确的诊断，然后再提出一个治疗方案。可悲的是，也许因为患者做完传统手术后通常比手术前看起来更好，我们就接受了传统的切除手术作为治疗标准。遗憾的是，尽管许多患者可能会对他们的手术结果感到满意，但另一些人却常常后悔做了手术，因为他们没有"重获青春"，而是切除了"多余的组织"，导致他们的眼睑外观与他们所预期的效果不同。除非一个年轻的患者不喜欢其最初的模样，而其他大多数上了年纪的患者只是希望看起来恢复原来年轻时的模样。他们往往在意念中认为自己是年轻的模样，而不能接受镜子里看到的衰老形象。从根本上说，人们希望看起来像过去那样年轻。他们通常不想看起来与之前的样貌不同，当然，他们也不想看起来像是做过手术。

切除的治疗虽然能够消除难看的皱纹而使患者看起来更好，但它本身不能恢复患者以前的自然年轻形象，这是因为我们误诊了造成衰老外观的原因。切除手术会有效增加向上矢量和向后矢量，但通常会减少向前矢量——这与我们通常需要的正好相反。为了恢复年轻的外观，必须将皮肤向前移动，使之远离骨骼，而不是让它靠近骨骼结构[2-12]（图 7.1）。

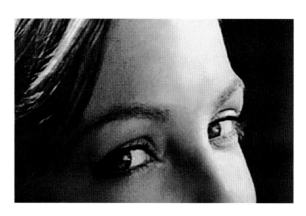

图 7.1　一个年轻的眉部是有轮廓的。为了再创造出有吸引力的眼睑，需要理解和定位眉部的向前矢量和位置

长期以来，我们认为面部和眼周区域是受年龄所累，年龄使我们的皮肤和皮下肌肉退化到一定程度，使得重力可以拉伸和延长这些元素。我们现在知道存在明显的容量流失，尤其是皮下脂肪的流失，是造成组织明显下移和"脂肪垫假性疝出"产生的主要原因。了解脂肪细胞的存活时间是有限的（可能所有的细胞都是如此）很重要。根据 Yoshimura 等的研究，脂肪细胞可以存活 7~10 年。一旦它们死亡，邻近的干细胞就会收到指令来取代它们。终有一天，人们一定会耗尽这些再生细胞。这一点在面部表现得最为明显，细微的容量损失可以引起毫米级的变化，而这可以显著影响一个人的外观。通过了解脂肪细胞的死亡过程，再生替代细胞的耗尽，以及恢复面部皮肤三维本质的必要性，我们可以看到，充满了再生细胞（干细胞）的脂肪是符合生理的最自然的一种替代组织[13]。当然，这需要外科手术以及需要某种形式的麻醉才能达到最佳效果；然而，由于容量需求和材料的持久性，它仍然是理想的皮下填充物。

许多人认为透明质酸填充剂更为优越，因为它们不是永久的，在发生过度矫正填充后可以用透明质酸酶降解来减少；然而，一般情况下，一个人需要的填充剂量要远远多于几个毫升，而且面部在自然情况下不会含有这么多透明质酸。同样，这也适用于其他非永久性填充剂。另外，虽然有些人认为他们更喜欢永久性假体或永久性填充剂，以获得持久的效果，但只要患者还活着，他们就会继续代谢脂肪，最终永久性材料将变得明显，于是它们还需要进一步的修饰——可能是通过脂肪移植[14]。

有争议的是，许多医生担心在眼睑周围置入脂肪，因为他们担心这会留下难看的肿块，而且和传统的切除手术一样不能重塑外表。虽然脂肪移植后效果不佳的情况时有发生，但传统手术可能发生的一系列并发症可以为考虑脂肪移植手术的患者带来一些安慰。从根本上说，脂肪移植只会引起两种严重的并发症——一种是效果不佳，另一种则是感染。

效果不佳仅仅与是否缺乏艺术审美能力有关。因为我们实际上是在从内到外塑造患者，虽然我们在手术前会在患者面部做标记来指导需要填充的部位，但是我们仍然需要依赖视觉感官来判断是否已经完成了恰当的重塑。因此，虽然需要一些技术技巧，并要了解在哪里必须置入或不能置入移植材料，但如何获得最佳效果是取决于术者的艺术审美判断——这是大多数内外科医生都关心的问题。虽然大多数医生经过培训最终拥有良好的技术技巧，但真正具有艺术修养的医生却少之又少。

可能的情况是矫正得稍欠一点比矫正过度要好。一些出现问题的简单例子就是脂肪置入过多，但是总的来说，大多数问题仅仅与脂肪"成活不足"或需要额外的移植有关。建议患者保持正常体重。体重的显著增加可以表现为面部的显著变化。这种情况很少见，但笔者见过一些患者出现了这种情况。

至于感染，这在很大程度上是可以避免的。由于我们是使用自体材料进行无菌操作，所以不太可能对移植物造成污染。然而，我们会对多个区域造成创伤。这会导致出血进入创伤区域。当然，我们已经引入了一种非常好的培养基（即脂肪）。那么，细菌是从哪里来的呢？笔者认为，必须确定你的患者没有任何明显的血源性感染，特别是通过牙科途径造成的感染。因此，笔者劝告所有患者在手术前治疗口腔问题，而不是在刚做完手术后。任何进入血液的细菌都可以被引入创伤区域和种植在脂肪周围。如果通过口腔或牙科干预感染了一种非典型分枝杆菌，可能会导致非常严重的感染情况。此外，如果患者在注射区域有疱疹或带状疱疹病史，则应建议其使用抗疱疹病毒药物进行预防性治疗，并告知患者有可能"复发"的风险（图 7.2）。

自体脂肪移植不是简单地铺上一层脂肪并希望身体与材料重新结合。多亏了几位整形外科医生的工作，我们对这种移植材料的实际成活原理有了更好的理解。此外，这些原则还帮助我们理解了许多关于脂肪源性基质细胞（干细胞）的概念。大多数体内脂肪都存有非常丰富的可再生细胞或干细胞。在骨髓中发现的造血干细胞在脂肪组织中的含量要高得多。根据 Yoshimura 及其团队的研究，我们现在知道，当

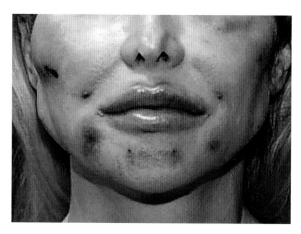

图 7.2 虽然非常罕见，但是细菌可能通过口腔感染或其他血源性因素进入移植受区。建议您的患者先治疗任何存在的口腔问题，再来接受手术

你移植脂肪时，你实际上是在做干细胞 / 脂肪移植。脂肪细胞缺氧死亡时，它们向干细胞发出信号，使其分化为支持组织，如新的脂肪细胞和血管，来连接和支持细胞。有些脂肪细胞会成活，有些细胞死亡并最终被吸收。这是一个动态的过程。

## 我是如何操作的

一般来说，大多数上了年纪的患者甚至一些年轻的患者眼眶周围缺乏脂肪，需要将皮肤重新定位在远离眉部或面颊的有限范围内。上睑继发于容量流失一般表现为眉下垂，但同样继发于容量流失，也可以表现为上睑较深的凹陷。当眼周和眉周脂肪丢失时，通常会出现眼眶内脂肪凸起的现象。这通常被解释为假性疝出的脂肪，但这仅仅是因为缺少脂肪支撑皮肤远离这些结构，使得眼眶内正常结构可视化。去除这些脂肪（通常接受的手术）只会使眼睑看起来更凹陷，并减少眼眶内脂肪室的压力（不管在多大程度上）。减少眼窝内的脂肪只会让眼睛开始退行性地向眼眶内凹陷，这才是真正地让人看起来更加衰老。

因此，对于大多数与衰老相关的上睑变化，基本的治疗方案是恢复眉的位置。在最简单的情况下，只需要将 1~3 ml 脂肪分布于眉毛覆盖的骨膜组织上和上睑眼轮匝肌深面。随着颞部脂肪的减少，会出现眉外侧下垂，此时也应该补充脂肪——通常是在颞浅筋膜上层。对于由于额部容量额外流失导致的更严重的眉下垂，必须考虑也在前额置入脂肪使其前移。前额的皮肤紧密附着于额肌，以至于不能将脂肪置于皮肤和肌肉之间而看不到肿块，因此将脂肪置于额肌深层更加安全。从技术上讲，这种方法是将脂肪置于一个无血管平面，即帽状腱膜层次，但由于基质细胞具有形成血管的能力，脂肪实际上可以成活。

在某些情况下，特别是年纪较大的人，上睑的皮肤可能变得非常松弛，可能需要进行皮肤和（或）肌肉的小部分切除。当然，任何病理情况如真性上睑下垂或其他情况，可能需要进一步的手术，或根据您的能力水平，转诊给眼整形外科医生。

随着年龄的增长，下睑通常呈现出越来越明显的"袋状"外观。在很多案例中，下睑下方的凹陷愈发明显，很多是由于医源性去除脂肪造成的。为了矫正这些缺陷，了解其根本原因很重要。下眼袋的出现原因并不是我们之前被教授的那样是由于下眼眶脂肪容量增加和假性疝出。虽然在某些情况下，眼眶容量的确会增加，从而导致多余脂肪顶起下睑眶隔，但这种情况并不常见。偶尔我们能在甲状腺功能亢进导致严重眼球突出时见到这种情况。此时不仅脂肪突出，而且由于眶隔的收缩，脂肪只能突出这么多，然后整个眼球开始突出，导致大家熟知的这种疾病的严重眼球突出外观。治疗这种症状需要去除脂肪，经常要打开邻近的窦腔以便给眶部减压。在传统的眼睑成形术中，脂肪的移除会使眼眶减压，虽然程度较轻而经常不会被注意到，但患者却可能注意到。

将弓状缘松解并使下眼眶脂肪向下滑移，往往会消除下眼睑袋或凹陷的交界。也可以与脂肪移植联合手术，但通常只是填充面颊／眼睑处组织就可以得到相同的结果，而不需要额外的手术。

患者的选择标准是相当直接的。你的患者通常会来找你，因为他们不喜欢眼睛周围区域的外观。虽然这是最常见的衰老迹象，但是也有不少年轻人因为眼袋或凹陷而感到烦恼。

一般的病史和体格检查将决定你的患者是否适合接受可能的外科手术。手术通常是在静脉镇静和局部麻醉下进行。

对于那些想要看起来像过去一样的年纪较大的人，可以要求他们带一张年轻时的照片，照片中的形象是他们希望恢复成的模样，把它当作一个模板。对于有其他问题的年轻患者，可以带上照片来展示他们想要的那种眼睛。这有助于消除沟通障碍。你可能认为你确切地了解如何改善患者的外貌，但是他们想要复制的年轻时的照片完全出乎你的意料。他们脑海中最好的形象可能与你所想象的截然不同。这的确会发生。

术前拍照是必不可少的。关键是要用一致的灯光从头顶位置拍摄，以便看到所有必要的阴影。使用直接闪光灯基本上能消除患者想要消除的恼人阴影。应避免直接的平面照明。

让患者保持直立的姿势。在眼睑周围，你可能需要将脂肪置入前额、眉部、眉间区、颞区和面颊。笔者将逐一介绍这些区域的正确置入方法。在手术过程中，你可能更倾向于让患者保持半坐位，以便在手术过程中更容易观察和判断矫正程度。随着手术的进行，你可能会对患者取仰卧 / 平躺体位感到舒适，也许在手术快结束时不时将患者的头部抬起。

对需要首先进行吸脂的供区做进一步标记。如果患者有脂肪堆积变形，那么这是理想的部位。如果没有需要改善形状的部位，那么你应该找一个去除脂肪后变化最不明显的部位。对大多数患者来说，通常是在臀部后侧。在老年女性或产后女性，腹部虽然经常充满脂肪，但可能会因为肤质和肤色不佳，导致腹部在获取脂肪后很难得到平滑的效果。当然，这需要提前与患者讨论。最后，一些患者很难不在去除脂肪的部位造成缺陷。这一点需要着重强调，而且可能是进行手术时的一个速度限制因素。尽管如此，在大多数情况下，患者在得到充分告知后都可以负责任地做出决定[15]。

患者还必须明白，他们可能需要做一个补充手术。笔者会提醒所有的患者，如果"他们不愿意重复这个手术，那就不建议做这个手术"。笔者对补充手术会收取较低的费用，但这取决于你，你可能希望根据患者的需要和你最终的经验，从患者对患者的角度来考虑。在过去（也许现在也是如此），脂肪移植经常会受到缺乏经验的患者或医生的负面评价。对于患者来说，察觉到治疗效果不明显并认为治疗无效，这种情况并不少见。脂肪移植总是有效的。问题是不同的患者之间存在差异，这与特定的手术技术无关。最有可能的是与干细胞在脂肪移植物中的数量（浓度）有关，在某种程度上也与技术有关。另外，也存在其他因素。一些外科医生强烈支持将脂肪植入或环绕肌肉组织以增强血运重建，但这并不是必要的。面部血管丰富，但更重要的是，主要是移植物内的再生细胞负责血管生成，这可以发生在血管密度较低的区域。很显然，这需要你的患者尽可能保持健康，至少在术后第 1 周做些轻微的运动，健康饮食，避免任何可能对新移植物有害的事件（例如吸咽和任何其他有害的及引起感染的风险）。

在手术室里，将患者置于仰卧位，麻醉师可以开始静脉注射（或在术前准备时进行），然后将患者置于仰卧位或俯卧位以便更好地获取脂肪。如果你的患者必须取俯卧位从臀部后侧、大腿、侧腹部或背部获取脂肪，那么他们之后可以通过简单的"治疗单"方法转成仰卧位。获取脂肪后，小心地将患者的双臂放在身体两侧。然后将另一张完整的治疗单放在患者身上，由外科助理或巡回护士握住其肘部（通常由外科医生或最强壮的人）和膝盖处。麻醉师唯一的责任是支撑头部。然后，患者可以被轻松地旋转（通常静脉输液也向上旋转）。

经过多年尝试多种不同的技术，笔者从 2008 年开始使用一种相当简单和巧妙的机器。Lee Hee Young 博士研发了 Lipokit（在美国称为 Adivive，由 Palomar 公司营销）和相关的注射器，使其成为理想的脂肪处理系统。患者在静脉麻醉状态下，可以通过使用 Lipokit 系统或简单使用 60 ml 注射器和脊椎穿刺针（22 g×3.5 in，约22 g×9 cm）注射肿胀麻醉液进行局部麻醉。进针口处最初用 30 g 针头注射局部麻醉液。如果使用肿胀麻醉液，我们通常会在 500 ml 袋装生理盐水中加入 50 ml 2% 利多卡因、1∶100 000 肾上腺素和 10 ml 8.4% 碳酸氢钠。这会得到 0.2% 利多卡因溶液，对于脂肪获取，这是一个完全可以接受的利多卡因剂量。

如果通过脊椎穿刺针使用 1~2 支局部麻醉液，那么 0.5% 利多卡因溶液就足够了。一旦患者被镇静后，用局部麻醉液和 30 g 锐针做皮丘注射。如果使用脊椎穿刺针技术，那么直接在皮肤下方注射局部麻醉液来阻断神经的皮节神经丛，这些神经丛通过皮肤向下到达脂肪。肿胀麻醉是有效的，更容易做，也更快捷，但它也大大增加了获取脂肪中的液体。最终，当脂肪获取完成后，需要对这些材料进行离心，分离局部肿胀麻醉液、游离脂肪酸，并浓缩脂肪 / 干细胞群。如果不用过多的肿胀麻醉液，就可以得到更浓缩的脂肪，从而在某一个特定案例中节省注射器的费用。这需要经验。患者平均需要 45~60 ml 的脂肪，所以获取脂肪时通常需要两个 60 ml 注射器，但根据情况有时可能会更少或更多。

待患者被适当地麻醉后，进行无菌准备和铺巾。Lipokit（Adivive）系统是一个完全封闭的系统，所以尽管建议使用帽子、口罩、无菌手套和无菌巾，但在此过程中不需要过度使用。记住，患者的脂肪在任何时候都不会暴露在空气中，因为它总是在无菌注射器中，然后才被转移到受区部位。

根据个人偏好，选用 11 号刀片或锥子做一个简单的切口。如果你预料到伤口处会有很多摩擦动作，那么可以使用塑料保护装置。使用 3.0 mm 或 2.5 mm 钝针连接 Lipokit（Adivive）脂肪处理注射器。笔者并不确定你使用的插管类型或插管孔的孔径大小有什么好处，尽管其他人认为较小的孔径有助于将细胞分解成更小、更容易进入的颗粒。最近的研究表明，不管是用离心机分离细胞，还是用简单的滤器清洗细胞，都无关紧要。笔者几乎尝试了所有的技术，在过去的几年里，出于各种原因，笔者决定选择这种技术。首先，它很简单。笔者第一次尝试的时候就做对了。其次，它是完全封闭的，去除了可能作为污染源的处理过程。此外，笔者的外科技术人员也很喜欢这种技术，因此不会像他们平时那样被脂肪加工弄得手忙脚乱。分离出来的脂肪实际上是由一个特殊的加重活塞压缩的，这样脂肪中干细胞的浓度对患者来说是最大的。这将进一步提高手术的效果。

一旦置入吸脂针，就可以开始获取脂肪。重要的是要明白，不管注射器使用的是哪种辅助设备，获取过程都是与任何注射器吸脂相同的技术。如果使用带有连续抽吸器的设备，需要明白抽吸力是提供给加重的活塞，而获取脂肪的实际抽吸力来自钝针和活塞之间的区域。因此，如果将钝针向后拉，这样就会遇到空气而失去抽吸，必须先排出死腔，然后重新插入钝针并开始抽吸过程。

获取过程完成后，将注射器（最多 4 个）放入离心机。离心机设定在 2800 转 / 分，旋转 3 min。最初，笔者用 4000 转 / 分的参数旋转 8 min，因为这样可以增加脂肪和干细胞的浓度。有人担心它会降低细胞的存活能力，所以使用较低的速度和时间，这主要是基于笔者与 Yoshimura 博士和 Lee 博士的交流。在脂肪含量高的人身上使用更高的参数可能是可行的，所以可以为了成活率尽量提高干细胞的浓度。自 2010 年以来，笔者一直使用较低的参数，得到了相当好的（一致的）结果。

在将注射器放入离心机之前，一定要松开加重活塞顶部的螺丝。活塞内部是一个 100 μm 的过滤器。通过松开螺丝，活塞可以压在脂肪上，从而允许从破碎的或脆弱的细胞中流出的自由脂肪酸通过过滤器，最终易于处理。

当脂肪在离心机中进行准备的同时，你可以开始在面部注射局部麻醉液。对于眼周移植，笔者使用 1% 利多卡因和 1∶100 000 肾上腺素，每 10 ml 注射器使用 1 ml 8.4% 碳酸氢钠。笔者从眶上神经处开始注射，然后使用 27 g 锐针沿着眉部少量注射。如果准备做额部移植，笔者将在额肌深面注射局部麻醉液。在眉间区域可以在皮下进行注射。在眉外侧可以在颞区铺一层局部麻醉液，一直进入发际线。在面颊，将局部麻醉液注射至眶下孔，然后沿骨面向下并在整个面颊部皮下渗透。可以从面颊中部开始，但还应该包含口角，因为口角处通常是最终移植的首选进针部位。

将每个区域浸润后，建议停止操作或由助手按压该区域至少 1 min。这对减少淤青的发生非常有利，其主要是由于针刺损伤到小血管而在凝血前出血导致的。对这些微小的穿刺处施加压力，将有助于减轻一些不可避免的淤青。对于患者来说，长时间的淤青似乎比前两天明显的肿胀更令人烦恼。大多数水肿在 1 周后消退，而淤青在严重的情况下可以持续 3 周或更长时间。注射后即刻加压会大大缩短这一时间。

用一根 18 g 的锐针做一个进针口，用于置入钝针。两侧的进针口位于眉内侧、眉外侧和口角。将脂肪转移到 1 ml 注射器中，然后使用 1.4 mm 钝针注射。笔者通常从眉毛内侧开始，先注射上睑。握住注射器，使活塞抵在手掌中，这样就可以非常精确地对活塞施加的压力以非常小的单位进行注射。通常情况下，钝针走行于眉下部，位于骨膜上、眼轮匝肌下层次，边退针，边精细地注射脂肪。可以一直将脂肪注入上睑沟，用于填充下垂或凹陷的上睑。可以非常少量地进行注射，同时尽可能平整地填充"干瘪的"眉部和上睑复合体。也可以将脂肪注射在眉上方的前额位置，此时应注射在额肌深面以避免形成脂肪团块，如果在额肌浅面注射是一定会形成团块的。在眉间区可以更表浅地注射脂肪，就在皮下和皱眉肌上层次。通过填充前额，不仅可以获得更圆润、更年轻的外观，还有助于提升眉部（图 7.3）。

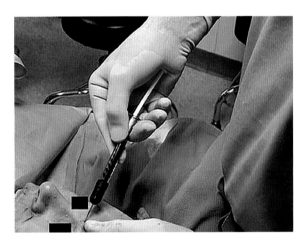

图 7.3　通过将注射器活塞抵在手掌后部进行小剂量注射来保持精准的控制

　　通过眉外侧进针口，钝针在颞肌上方前行，小心地在颞肌周围展开，经常会进入发际线。注入脂肪时必须小心地以很小的剂量注射，以便它能平滑地在颞肌上延展而不形成结节。

　　上面部完成后，注意力就转向下睑和面颊。通过口角处进针口，钝针深入骨膜上层。在理想情况下，可以用足够的脂肪移植在颧大肌下层来帮助提升口角。先在面部肌肉下层次植入脂肪，再在更表浅的层次植入脂肪。在手术前，在患者面部测量并标记这些区域。一般来说，人们希望在紧邻眶下孔下方区域将皮肤向远离骨骼方向移动，从而使面颊定点更加突出。以术前照片为指导。锥形注射脂肪使该区域隆起，甚至可以置于眶隔脂肪上，但必须保持在眼轮匝肌深层。在肌肉上层置入任何材料都会在非常薄的皮肤下形成团块。在患者需要或想要的范围内继续置入填充物。有些患者想要稍微夸张一些的颧骨，而大多数患者想要的是颊部与下面部相延续，而不要显现出太明显的颊部凹陷。再次查看患者最喜欢的照片以确定他们的喜好。通过将皮肤从面部向前抬起，会将皮肤向远离骨骼的方向"撑起"，这样就不会看到下方明显的骨性结构。在这个达成共识的操作中，将皮肤从下方的组织中提拉起来很重要，而不要试图简单地填补感知到的缺陷。即使是有非常明显的"下睑眼袋"的患者，也可以通过简单地填充面颊皮肤而不是去除脂肪，来获得去除眼袋的外观（图 7.3~7.7）。

　　一般来说，无论你在哪里注射脂肪，它都会存留在那里。如果你在一个区域注入太多的脂肪，你可以尝试立即将它抽吸出来，或者甚至施加一些压力来使它分散。

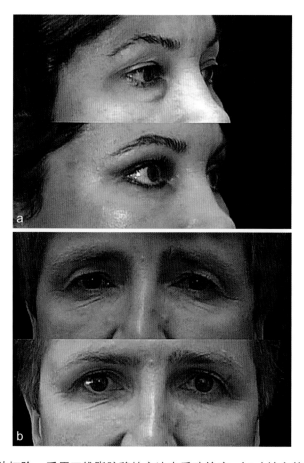

图 7.4 （a）未行皮肤切除，采用三维脂肪移植方法来重建轮廓。（b）填充赘余皮肤和下睑眼袋或凹陷，从而将皮肤拉向远离骨骼的方向，无须进行切除来重建更加年轻化的轮廓。在有些案例中，也可以外加一个小的皮肤切除

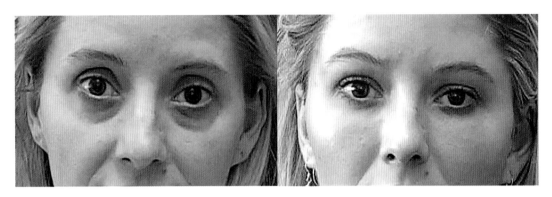

图 7.5　该患者存在先天性凹陷，可通过填充眶周区域和面颊来进行矫正，以获得更加美观的轮廓

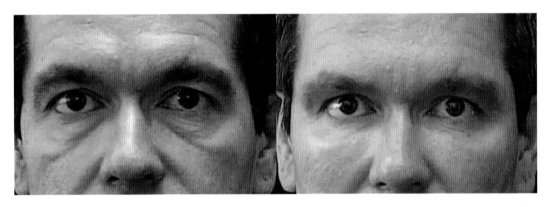

图 7.6　眼周区域松垂通常表现为明显的颧韧带形成的沟槽。当皮肤被定位向远离骨骼的方向并且被填充和塑形后，就可以很自然地矫正这个问题

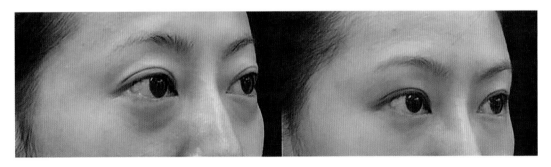

图 7.7　通过脂肪移植达到眼周区域细微的轮廓变化可以重塑年轻化的轮廓。这些变化可能很细微，但是对于避免切除手术相关的医源性问题是必要的

当然，应该尽可能地小心地移植，但是有趣的是，我们观察到它也是相当"宽容的"。随着时间的推移，它甚至可以改善皮下组织的质量——这可能是由于丰富的间充质

干细胞的作用。因此，避免矫枉过正是合理的，因为注入脂肪比移除脂肪更容易。虽然这很少见，但你的患者有可能体重增加过多，并看到他们的面部脂肪急剧膨胀。提醒患者尽量保持体重稳定。另外，接受脂肪移植后体重显著下降的患者，其面部的容量也可能会减少——就像他们在正常情况下一样。

在手术后，应该建议患者在接下来的 1 周内进行轻微的活动。他们睡觉时应该尽量高枕卧位，以缓解肿胀。手术后的前 2 天会出现明显肿胀。需要再次宽慰患者，虽然他们可能会在几天内看起来很糟糕，但这是暂时的。如果他们在手术室里看起来很好，那么你不可能创造出比你在手术中增加的更多的容量，他们看到的只是肿胀。很多患者认为消耗大量的水分是一个好主意；然而，这可能进一步加重肿胀。笔者会建议他们正常补水，避免过度消耗水分。同样道理，笔者也建议他们正常饮食，不要试图利用这段时间来限制热量摄入。然而除了关于剧烈运动的要求外，我们对患者的要求可能并不重要，因为成功的真正决定因素取决于移植物的质量和干细胞的浓度。

## 参考文献

1. Berman M. The aging face: a different perspective on pathology and treatment. Am J Cosmetic Surg. 1998; 15(2): 167-172.

2. Millard DR, Yuan RTW, Devine JW. Challenge to the undefeated nasolabial folds. Plast Reconstr Surg. 1987; 80(1): 37-46.

3. Riefkohl R. The nasolabial fold lift. Ann Plast Surg. 1985; 15(1): 1-6.

4. Yousif NJ, Gousain A, Matlojub HS, et al. The nasolabial fold: an anatomic and histologic reappraisal. Plast Reconstr Surg. 1994; 93(1): 60-68.

5. Robbins LB, Brothers DB, Marshall DM. Anterior SMAS plication for the treatment of prominent nasomandibular folds and restoration of normal cheek contour. Plast Reconstr Surg. 1995; 96(6): 1279-1287.

6. Knize DM. An anatomically based study of the mechanism of eyebrow ptosis. Plast Reconstr Surg. 1996; 97(7): 1321-1342.

7. De la Plaza R, de la Cruz L. A new concept in blepharoplasty. Aesthetic Plast Surg. 1996; 20: 221-233.

8. De la Plaza R, de la Cruz L. Can some facial rejuvenation techniques cause iatrogenia? Aesthetic Plast Surg. 1994; 18: 205-209.

9. Gosain AK, Amarant MTJ, Hyde JS, Yousif NJ. A dynamic analysis of changes in the nasolabial fold using magnetic resonance imaging: implication for facial rejuvenation and facial animation surgery. Plast Reconstr Surg. 1996; 98(4): 622-636.

10. Stuzin JM, Wagstrom L, Kawamoto HK, Baker TJ, Wolfe SA. The anatomy and clinical application of the buccal fat pad. Plast Reconstr Surg. 1990; 85(1): 29-37.

11. Paul MD. Subperiosteal transblepharoplasty forehead lift. Aesthetic Plast Surg. 1996; 20: 129-134.

12. Freund RM, Nolan WB. Correlation between brow lift outcomes and aesthetic ideals for eyebrow height

and shape in females. Plast Reconstr Surg. 1996; 97(7): 1343-1348.

13. Yoshimura K, Eto H, Harunosuke K, Kentaro D, Noriyuki A. In vivo manipulation of stem cells for adipose tissue repair/reconstruction. Regen Med. 2011; 6(6 Suppl): 33-41.

14. Coleman SR. Structural fat grafting. St. Louis, MO: Quality Medical; 2004.

15. Rohrich RJ, Sorokin ES, Brown SA. In search of improved fat transfer viability: a quantitative analysis of the role of centrifugation and harvest site. Plast Reconstr Surg. 2004; 113(1): 391-395.

# 百特美传媒产品与服务

**图书 - 海量医美行业学术技术书籍**

海外图书版权引进

国内图书版权输出

原创学术图书出版

行业全科图书销售

**视频 - 权威医美学术技术视频教程**

海外技术视频大全

国内全科视频教程

视频教程编委征集

点播平台：

**会议培训**

百特美国际医学美容学术技术大会

时间：每年 3 月底　规模：1500 人

未来医美学院系列

标杆医院　特色技术

**内容与资讯**

政策解读、行业热点、人物访谈、信息发布

关注公众号　精彩在其中